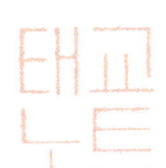

한 그루의 나무가 모여 푸른 숲을 이루듯이
청림의 책들은 삶을 풍요롭게 합니다.

아기를 위한
아주 특별한
기록

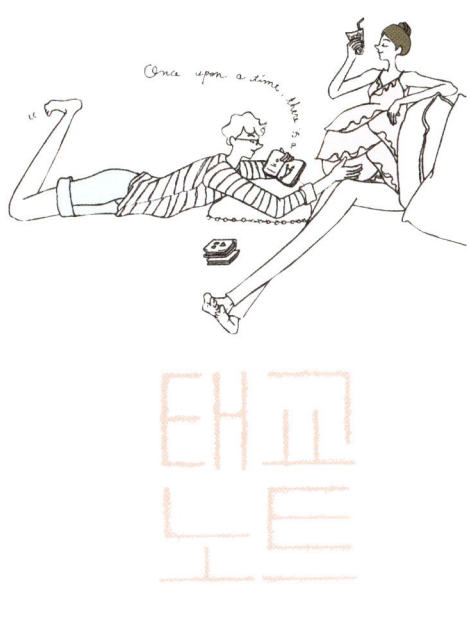

태교
노트

황진 그림

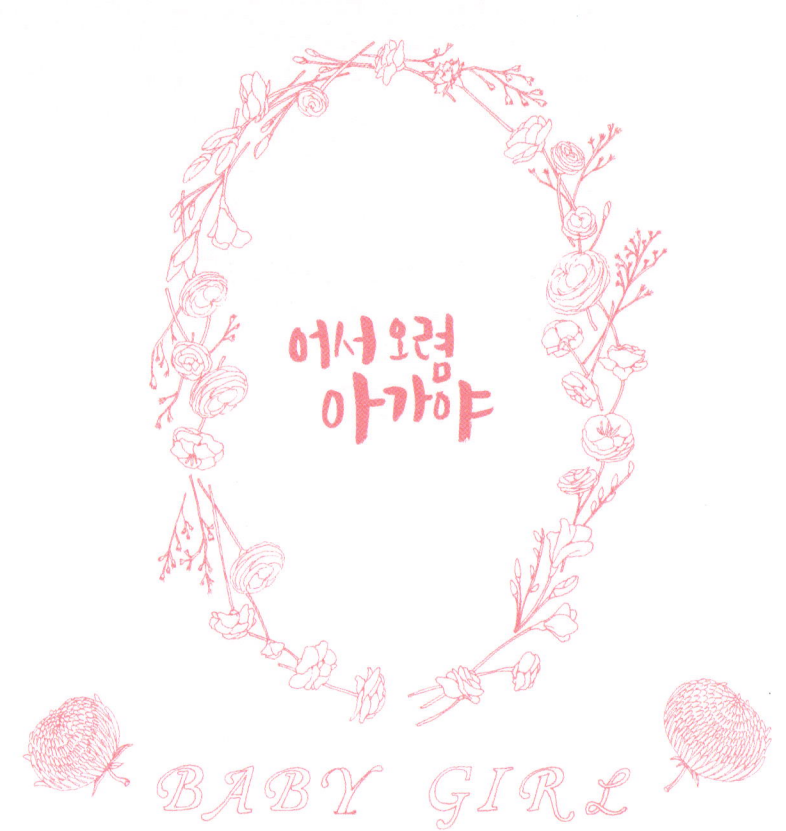

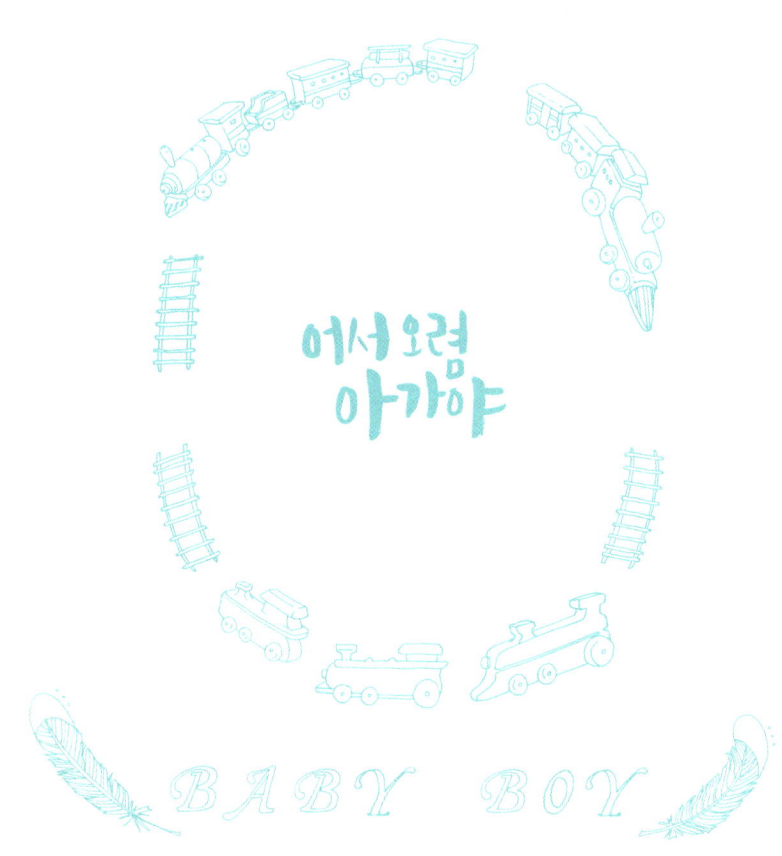

아기
태명

출산
예정일

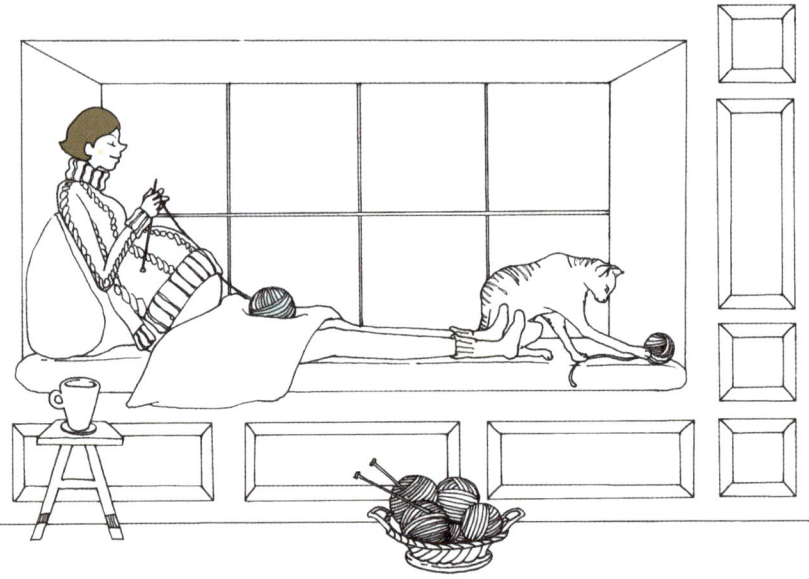

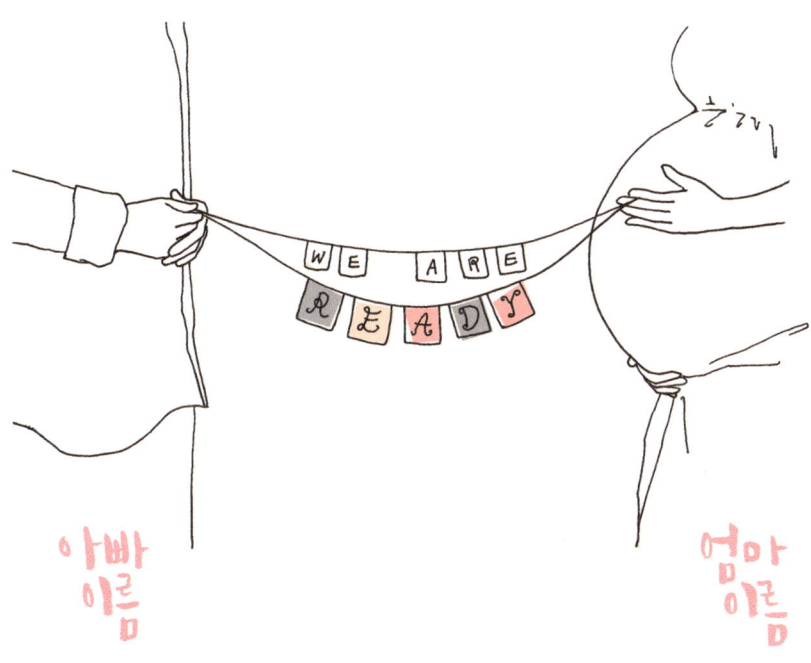

아기와 함께
만들어가는
열달이야기

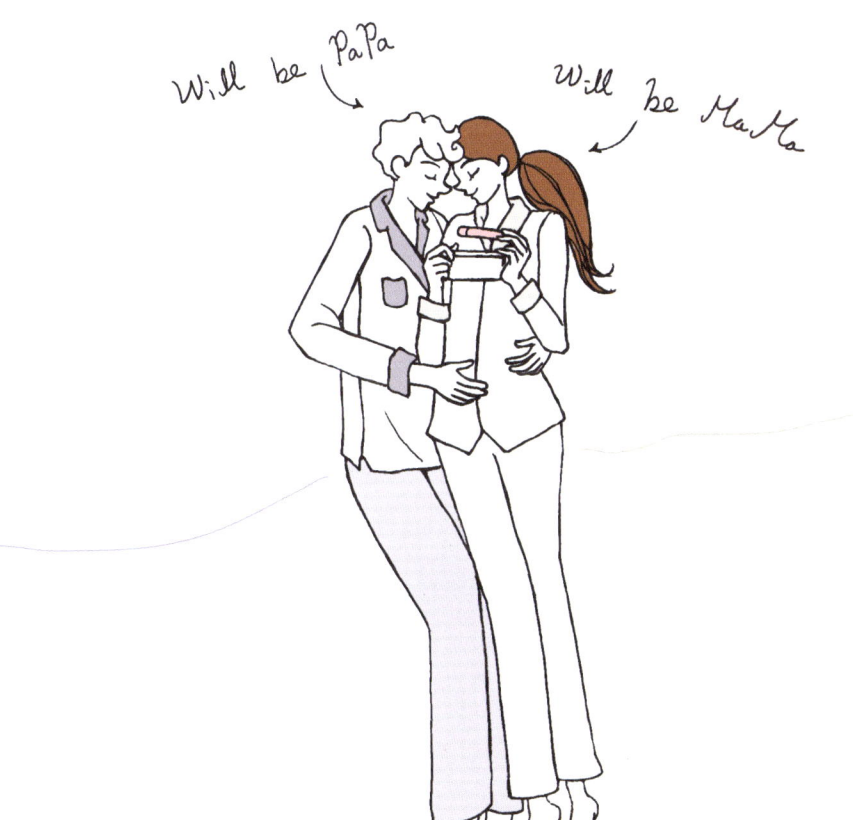

임신 1개월

	월	화	수
1주차	—	—	—
2주차	—	—	—
3주차	—	—	—
4주차	—	—	—

| 목 | 금 | 토 | 일 |

임신 2개월

	월	화	수
5주차	—	—	—
6주차	—	—	—
7주차	—	—	—
8주차	—	—	—

목	금	토	일
___	___	___	___
___	___	___	___
___	___	___	___
___	___	___	___

임신 3개월

	월	화	수
9주차	—	—	—
10주차	—	—	—
11주차	—	—	—
12주차	—	—	—

목	금	토	일

임신 4개월

	월	화	수
13주차	—	—	—
14주차	—	—	—
15주차	—	—	—
16주차	—	—	—

목	금	토	일

임신 5개월

	월	화	수
17주차	—	—	—
18주차	—	—	—
19주차	—	—	—
20주차	—	—	—

임신 6개월

	월	화	수
21주차	—	—	—
22주차	—	—	—
23주차	—	—	—
24주차	—	—	—

목	금	토	일
___	___	___	___
___	___	___	___
___	___	___	___
___	___	___	___

임신 7개월

	월	화	수
25주차	—	—	—
26주차	—	—	—
27주차	—	—	—
28주차	—	—	—

임신 8개월

	월	화	수
29주차			
30주차			
31주차			
32주차			

목 금 토 일

임신 9개월

	월	화	수
33주차	—	—	—
34주차	—	—	—
35주차	—	—	—
36주차	—	—	—

임신 10개월

	월	화	수
37주차			
38주차			
39주차			
40주차			

목	금	토	일
___	___	___	___
___	___	___	___
___	___	___	___
___	___	___	___

대교일기

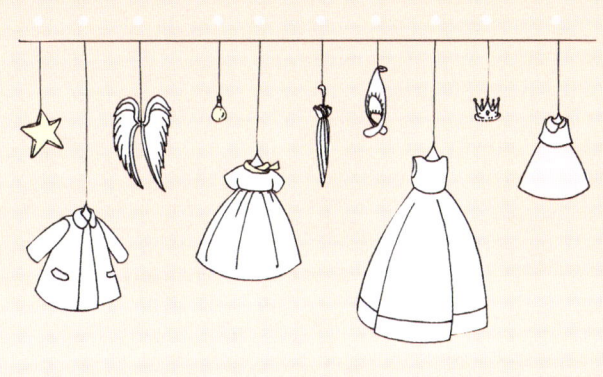

임신 ___주___일_____년___월___일

임신 ___주___일_____년___월___일

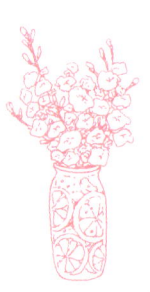

임신 ___주___일___ ___년___월___일

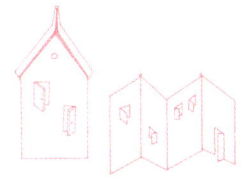

임신 ___주___일___ ___년___월___일

임신 ___ 주 ___ 일 _____ 년 ___ 월 ___ 일

임신 ___ 주 ___ 일 _____ 년 ___ 월 ___ 일

임신 ___ 주 ___ 일 _____ 년 ___ 월 ___ 일

임신 ___ 주 ___ 일 ___ 년 ___ 월 ___ 일

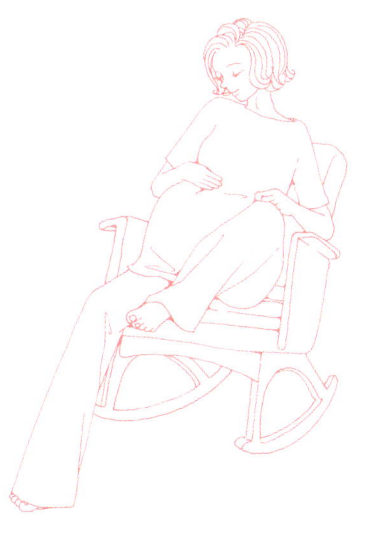

임신 ___주___일_____ ___년 ___월 ___일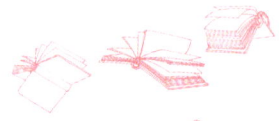

임신 ___주___일_____ ___년 ___월 ___일

 임신 ___주___일_____년___월___일

 임신 ___주___일_____년___월___일

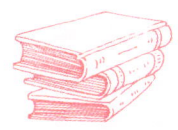

임신 ___주 ___일 ___년 ___월 ___일

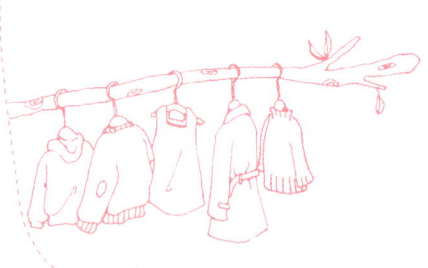

임신 ___주 ___일 _____년 ___월 ___일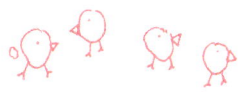

임신 ___주 ___일 _____년 ___월 ___일

임신 ___주 ___일 _____년 ___월 ___일

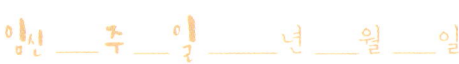

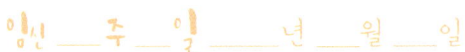

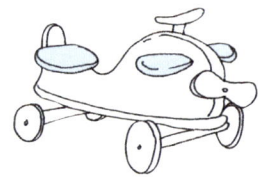

임신 ___주___일 _____년 ___월 ___일

임신 ___주___일 _____년 ___월 ___일

임신 ___주___일_____년___월___일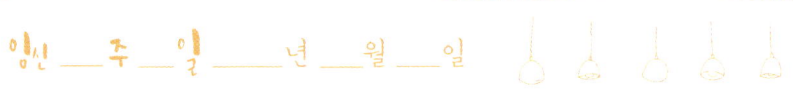

임신 ___주___일_____년___월___일

임신 ___주___일_____년___월___일

임신 ___주 ___일   ___년 ___월 ___일

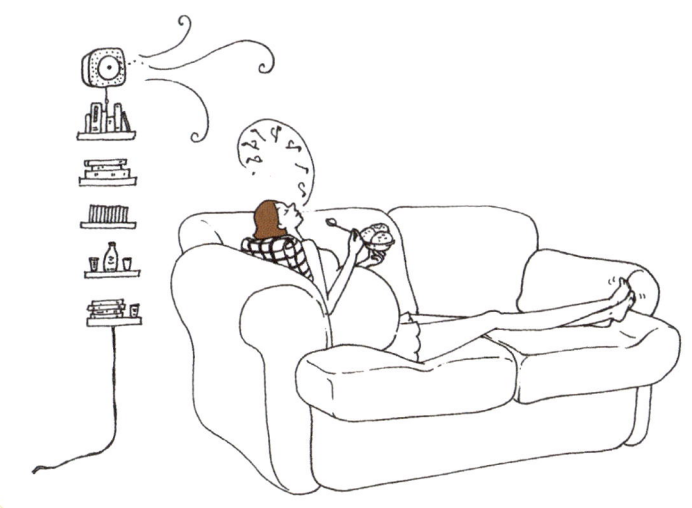

임신 ___주___일_____년___월___일

임신 ___주___일_____년___월___일

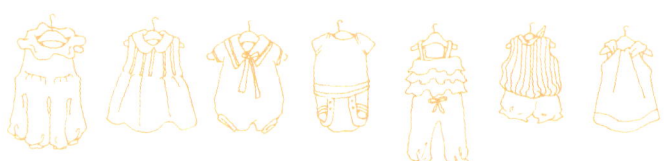

임신 ___주 ___일 _____ 년 ___월 ___일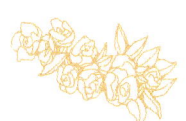

임신 ___주 ___일 _____ 년 ___월 ___일

앵신___주___일_____년___월___일

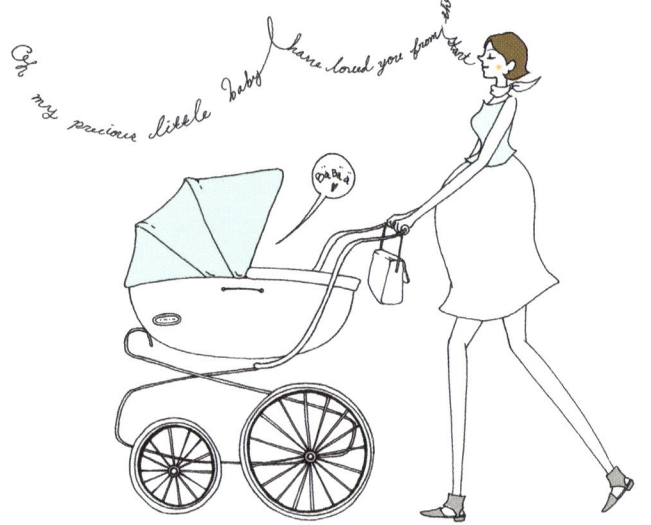

임신 ___주___일_____년___월___일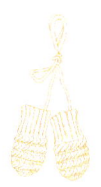

임신 ___주___일_____년___월___일

임신 ___주___일_____년___월___일

엡신 ____ 주 ____ 일 ____ 년 ____ 월 ____ 일

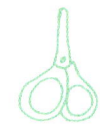

엡신 ____ 주 ____ 일 ____ 년 ____ 월 ____ 일

임신 ___ 주 ___ 일 _____ 년 ___ 월 ___ 일

임신 ___ 주 ___ 일 _____ 년 ___ 월 ___ 일

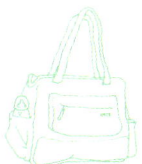

임신 ___주 ___일 ___년 ___월 ___일

임신 ___주 ___일 ___년 ___월 ___일

임신 ___주 ___일 ___년 ___월 ___일

임신 ___주 ___일 _____년 ___월 ___일

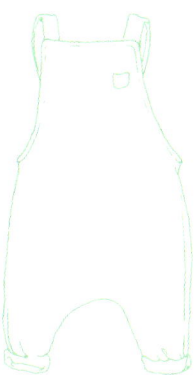

임신 ___ 주 ___ 일 _____ 년 ___ 월 ___ 일

임신 ___ 주 ___ 일 _____ 년 ___ 월 ___ 일

임신 ___주 ___일 ___년 ___월 ___일

임신 ___주 ___일 ___년 ___월 ___일

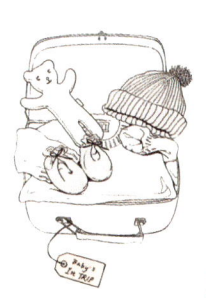

임신 ___ 주 ___ 일 ___년 ___월 ___일

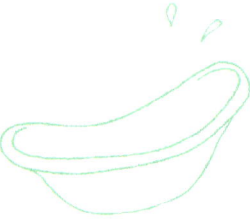

임신 ___주 ___일 ___년 ___월 ___일

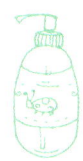

임신 ___주 ___일 ___년 ___월 ___일

임신 ___주 ___일 ___년 ___월 ___일

임신 ___주___일 _____년 ___월 ___일

임신 ___주___일 _____년 ___월 ___일

임신 ___ 주 ___ 일 _____ 년 ___ 월 ___ 일

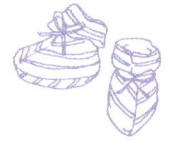

임신 ___ 주 ___ 일 _____ 년 ___ 월 ___ 일

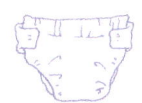

임신 ___주 ___일 _____년 ___월 ___일

임신 ___주 ___일 _____년 ___월 ___일

임신 ___주 ___일 _____년 ___월 ___일

임신 ___주 ___일 ___ 년 ___월 ___일

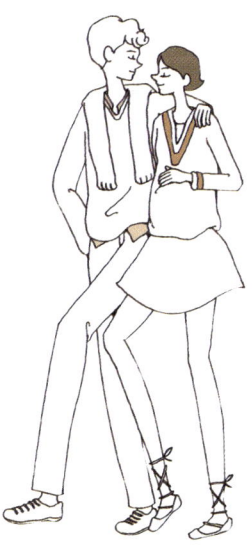

임신 ___주___일_____년___월___일

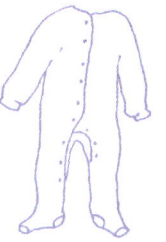

임신 ___주___일_____년___월___일

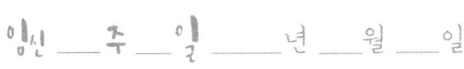 년 월 일

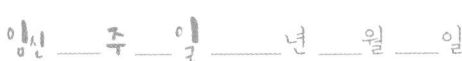 년 월 일

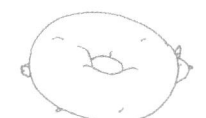

임신 ___주 ___일 ___년 ___월 ___일

임신 ___주 ___일 _____ 년 ___월 ___일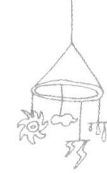

임신 ___주 ___일 _____ 년 ___월 ___일

임신 ___주 ___일 _____ 년 ___월 ___일

임신 ___주 ___일 _____년 ___월 ___일

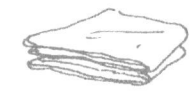

임신 ___주 ___일 _____년 ___월 ___일

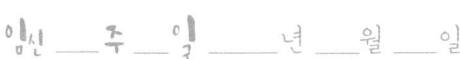 임신 ___주 ___일 _____년 ___월 ___일

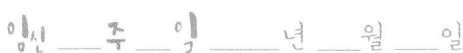 임신 ___주 ___일 _____년 ___월 ___일

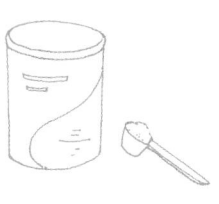

임신 ___ 주 ___ 일 _____ 년 ___ 월 ___ 일

임신 ___ 주 ___ 일 _____ 년 ___ 월 ___ 일

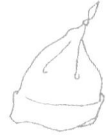

임신 ___ 주 ___ 일 _____ 년 ___ 월 ___ 일

임신 __주__일 ____년__월__일

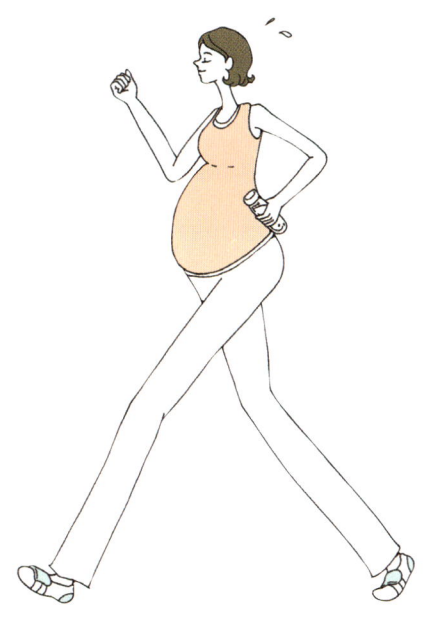

임신 ___주___일_____년___월___일

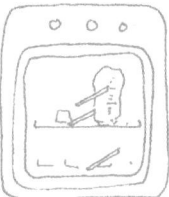

임신 ___주___일_____년___월___일

임신 ___주___일_____년___월___일

임신 ___주___일_____년___월___일

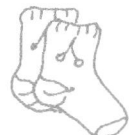

임신 ____ 주 ____ 일 _____ 년 ____ 월 ____ 일

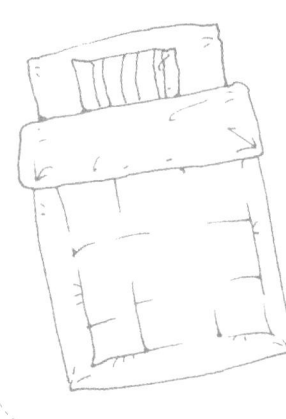

임신 ___ 주 ___ 일 ___ 년 ___ 월 ___ 일

임신 ___ 주 ___ 일 ___ 년 ___ 월 ___ 일

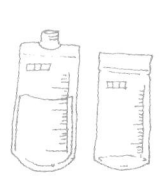

임신 ___ 주 ___ 일 ___ 년 ___ 월 ___ 일

임신 ___주___일_____년___월___일

임신 ___주___일_____년___월___일

임신 ___주___일_____년___월___일

임신 ___주___일_____년___월___일

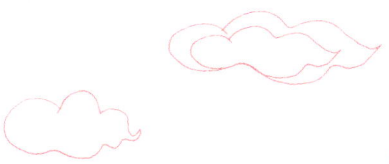

임신 ___주___일_____ ___년 ___월 ___일

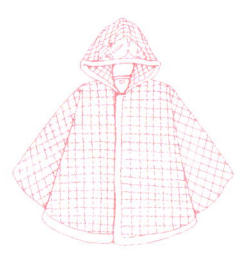

임신 ___주___일_____ ___년 ___월 ___일

임신 ___주___일_____ ___년 ___월 ___일

임신 ___주 ___일 ___년 ___월 ___일

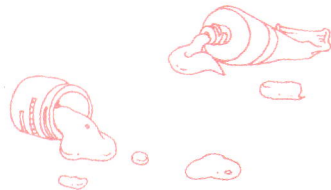

임신 ___주___일 _____년 ___월 ___일

임신 ___주___일 _____년 ___월 ___일

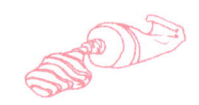

 임신 ___주 ___일 _____년 ___월 ___일

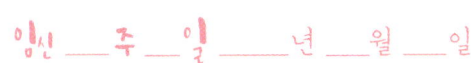 임신 ___주 ___일 _____년 ___월 ___일

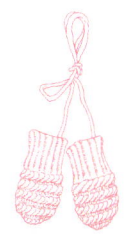

임신 ___주 ___일 ___년 ___월 ___일

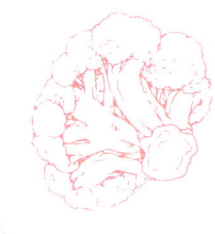

임신 ___주 ___일 _____년 ___월 ___일

임신 ___주 ___일 _____년 ___월 ___일

임신 ___주 ___일 _____년 ___월 ___일

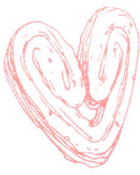

임신 ___주___일_____년___월___일

임신 ___주___일_____년___월___일

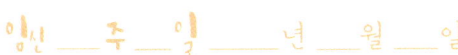

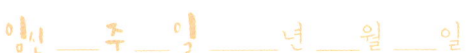

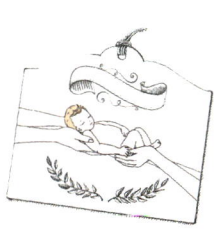

임신 ___주 ___일 _____년 ___월 ___일

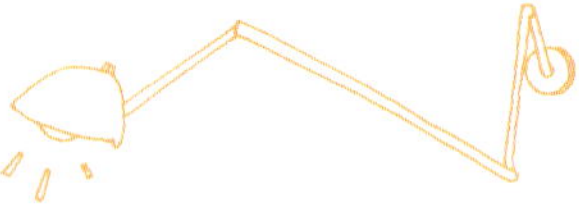

임신 ___주 ___일 _____년 ___월 ___일

임신 ___주 ___일 _____년 ___월 ___일

임신 ___주 ___일 ___년 ___월 ___일

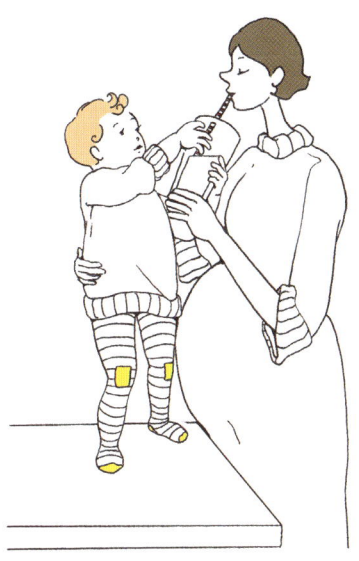

임신 ___주___일_____년___월___일

임신 ___주___일_____년___월___일

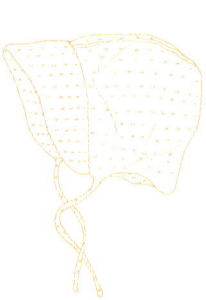

임신 ___주___일_____년___월___일

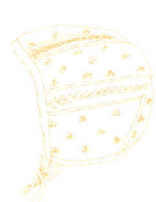

임신 ___주___일_____년___월___일

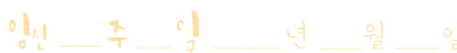 임신 __주 __일 ____년 __월 __일

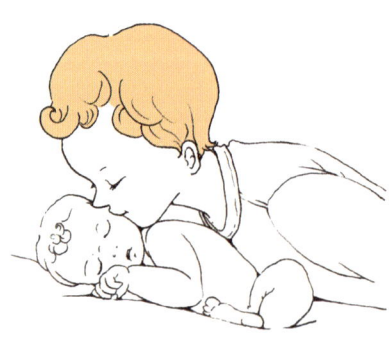

임신 ___주___일 _____년 ___월 ___일

임신 ___주___일 _____년 ___월 ___일

임신 ___주___일 _____년 ___월 ___일

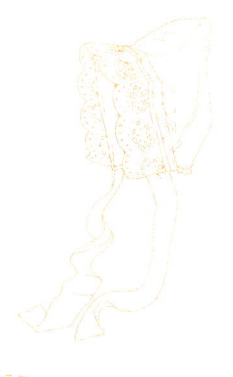

임신 ___주 ___일 _____년 ___월 ___일

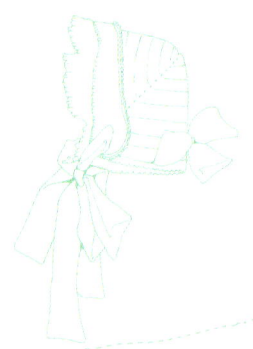

임신 ___주 ___일 _____년 ___월 ___일

임신 ___주___일___ ___년___월___일

임신 ___주___일___ ___년___월___일

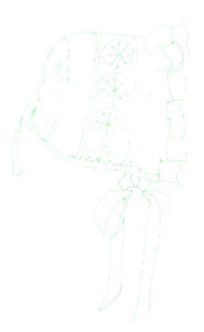

임신 ___주 ___일 _____년 ___월 ___일

임신 ___주 ___일 _____년 ___월 ___일

임신 ___주 ___일 _____년 ___월 ___일

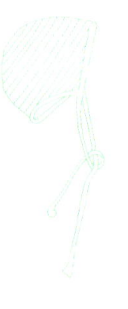

임신 ___주 ___일 ___년 ___월 ___일

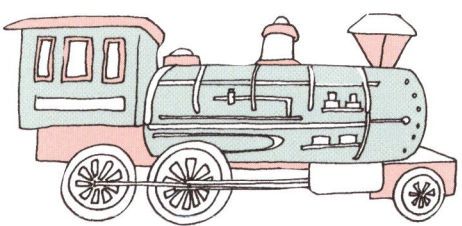

임신 ___주___일 ___년 ___월 ___일

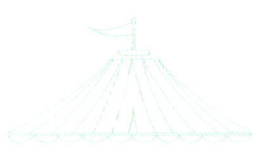

임신 ___주___일 ___년 ___월 ___일

임신 ___주___일 _____년___월___일

임신 ___주___일 _____년___월___일

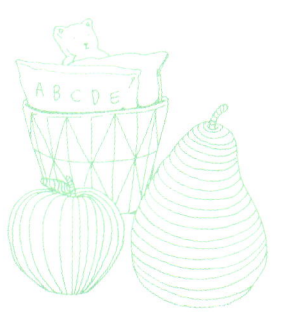

임신 ___주 ___일   ___년 ___월 ___일

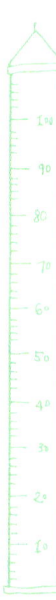

임신 ___주 ___일 _____년 ___월 ___일

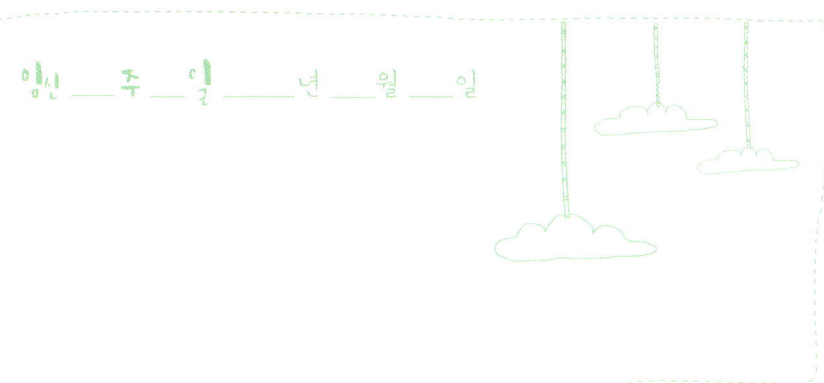

임신 ___주 ___일 _____년 ___월 ___일

임신 ___주 ___일 _____년 ___월 ___일

임신 ___주___일_____ ___년 ___월 ___일

임신 ___주___일_____ ___년 ___월 ___일

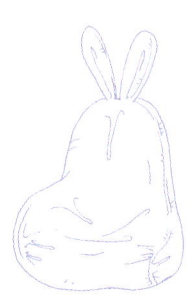

임신 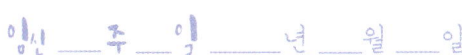 주 ___ 일 _____ 년 ___ 월 ___ 일

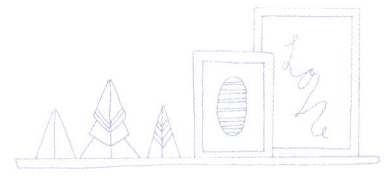

임신 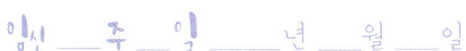 주 ___ 일 _____ 년 ___ 월 ___ 일

예신 ___ 주 ___ 일 ___ 년 ___ 월 ___ 일

예신 ___ 주 ___ 일 ___ 년 ___ 월 ___ 일

예신 ___ 주 ___ 일 ___ 년 ___ 월 ___ 일

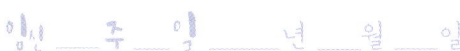 년 월 일

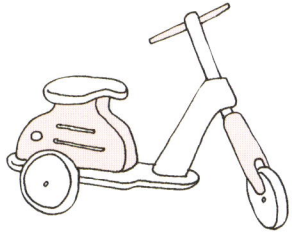

임신 __주__일____ __년__월__일

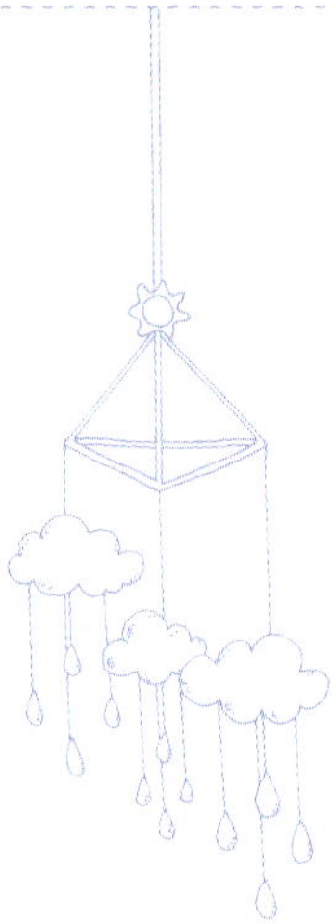

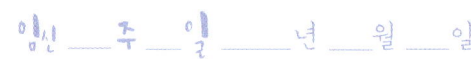

임신 __주__일____ __년__월__일

임신 ___주 ___일 ___년 ___월 ___일

임신 ___주 ___일 ___년 ___월 ___일

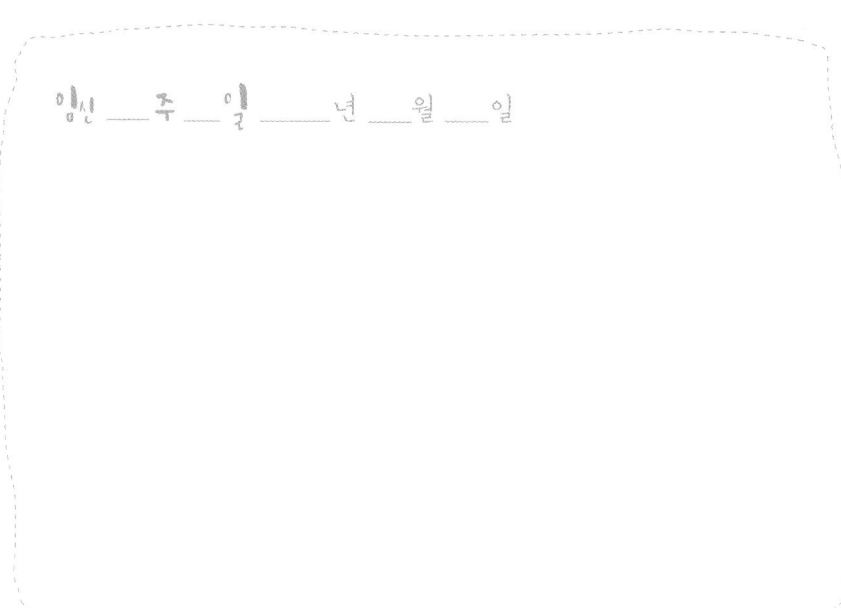

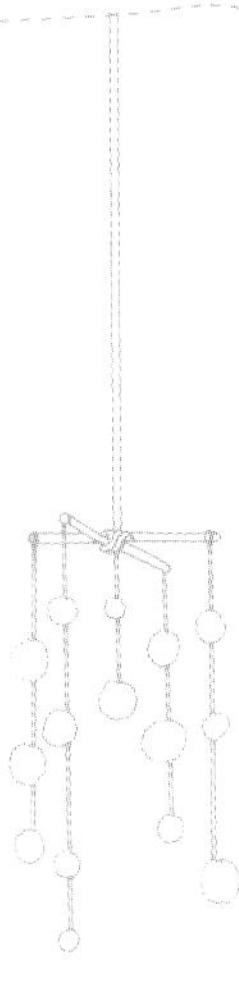

임산 ___ 주 ___ 일 _____ 년 ___ 월 ___ 일

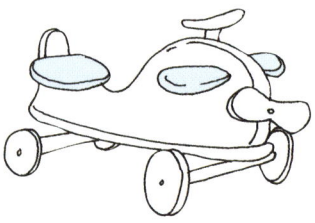

임신 ____ 주 ____ 일 ____ 년 ____ 월 ____ 일

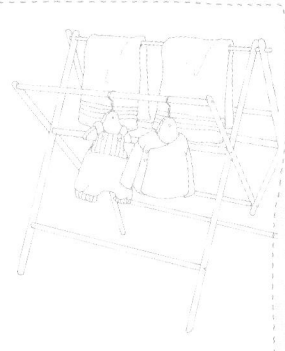

임신 ____ 주 ____ 일 ____ 년 ____ 월 ____ 일

임신 ____ 주 ____ 일 ____ 년 ____ 월 ____ 일

임신 ___주___일___ ___년___월___일

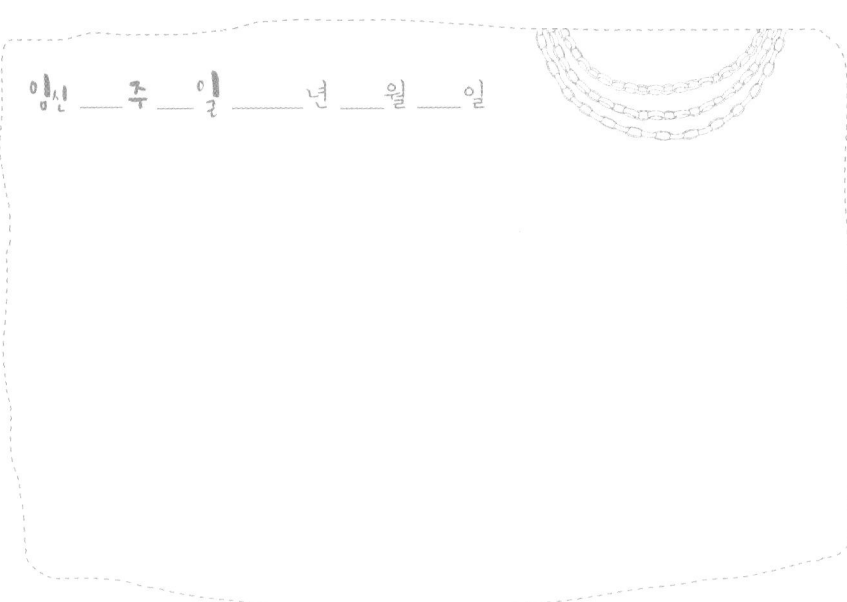

임신 ___주___일___ ___년___월___일

임신 ___주 ___일 _____년 ___월 ___일

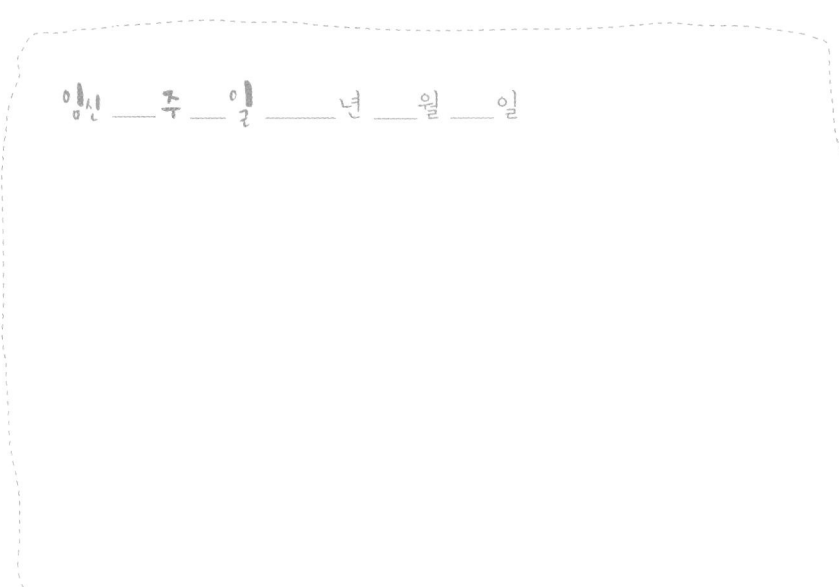

임신 ___주 ___일 _____년 ___월 ___일

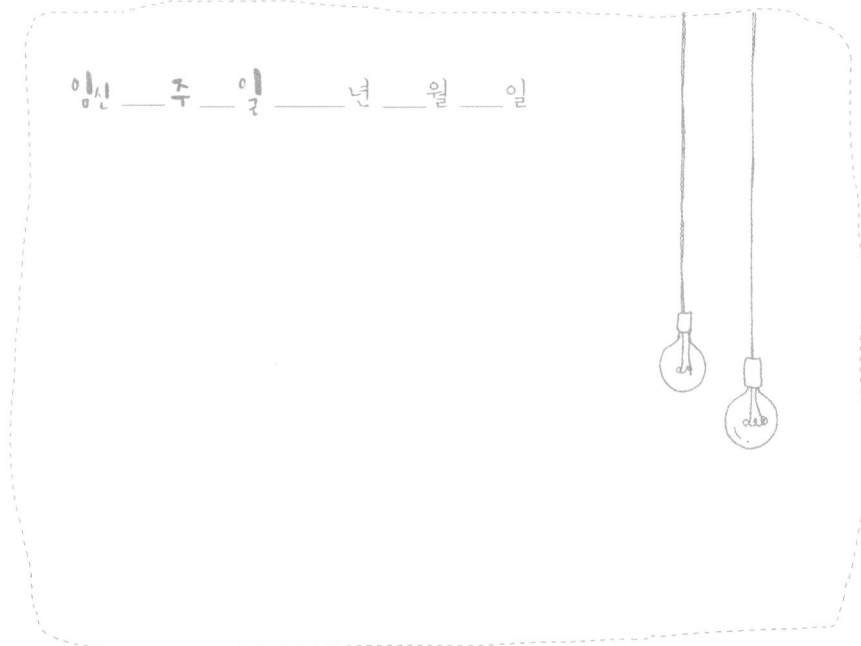

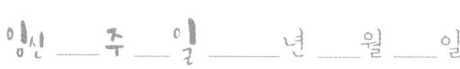

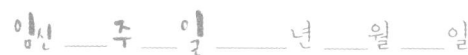

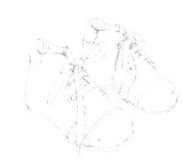

양성 ___ 주 ___ 일 ___ 년 ___ 월 ___ 일

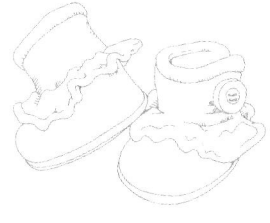

임신 ___주___일_____년___월___일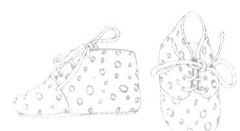

임신 ___주___일_____년___월___일

임신 ___주___일___ ___년___월___일

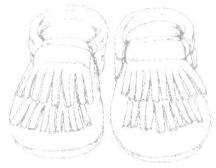

임신 ___주___일___ ___년___월___일

임신 ___주___일 _____년 ___월 ___일

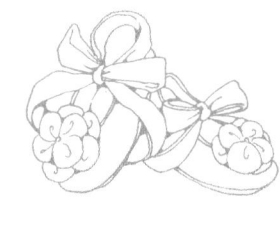

임신 ___주 ___일 _____년 ___월 ___일

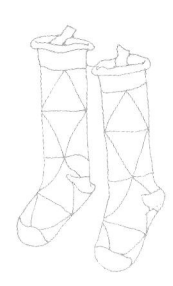

임신 ___주 ___일 _____년 ___월 ___일

임신 ___주 ___일 _____년 ___월 ___일

임신 ___주___일 ____년 ___월 ___일

임신 ___주___일 ____년 ___월 ___일

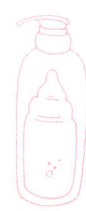

임신 ___주___일_____년___월___일

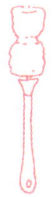

임신 ___주___일_____년___월___일

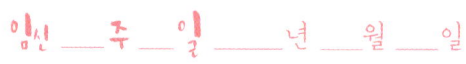
임신 ___주___일 _____년 ___월 ___일

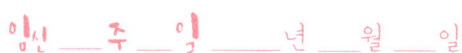
임신 ___주___일 _____년 ___월 ___일

임신 ___주___일 _____년 ___월 ___일

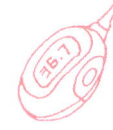

임신 ___주 ___일 ___년 ___월 ___일

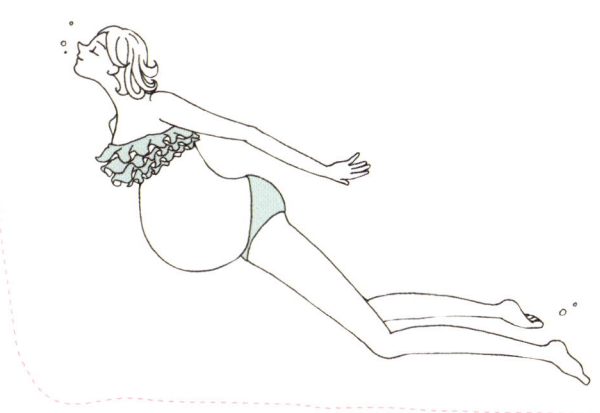

임신 ___주___일 _____년 ___월 ___일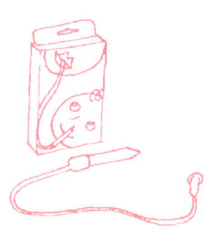

임신 ___주___일 _____년 ___월 ___일

임신 ___주 ___일 _____년 ___월 ___일

임신 ___주 ___일 _____년 ___월 ___일

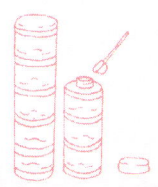

임신 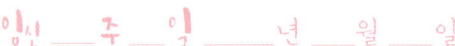 주 일   년 월 일

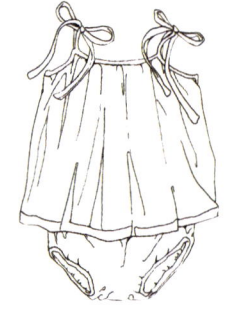

임신 ___주___일_____년___월___일

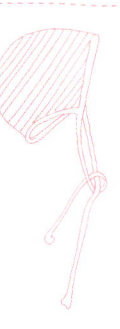

임신 ___주___일_____년___월___일

임신 ___주___일_____년___월___일

임신 ___주___일_____년___월___일

임신 ___주___일_____년___월___일

임신 ___주___일 _____년___월___일

임신 ___주___일 _____년___월___일

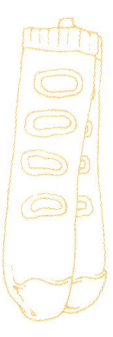

임신 ___주___일_____년___월___일

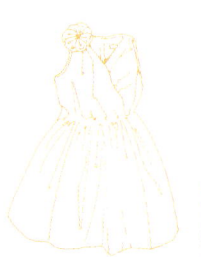

임신 ___주___일_____년___월___일

임신 ___주___일_____년___월___일

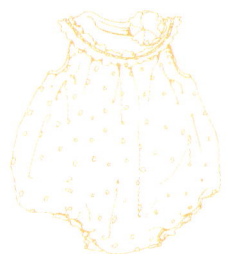

임신 주 일   년   월   일

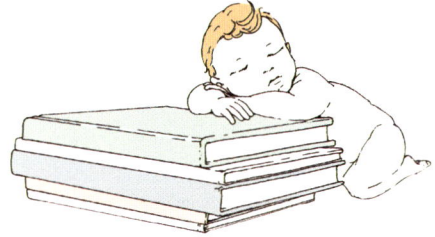

임신 ___주___일 _____년___월___일

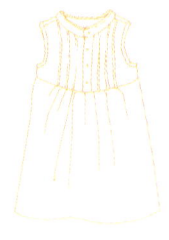

임신 ___주___일 _____년___월___일

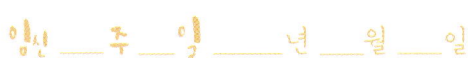
임신 ___주___일_____년___월___일

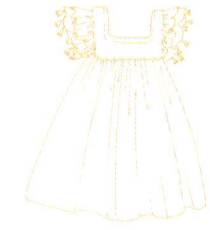

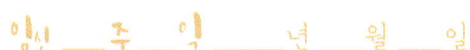
임신 ___주___일_____년___월___일

영신 ___ 주 ___ 일 ___ 년 ___ 월 ___ 일

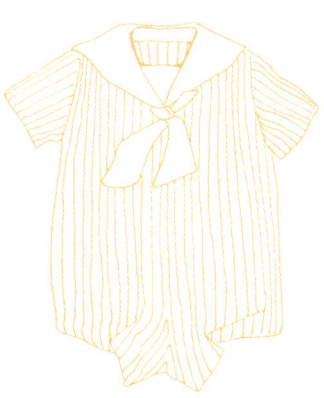

임신 ___주 ___일 _____년 ___월 ___일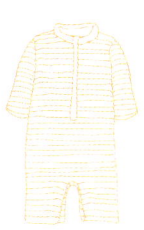

임신 ___주 ___일 _____년 ___월 ___일

임신 ___주 ___일 _____년 ___월 ___일

임신 ___주___일 _____년___월___일

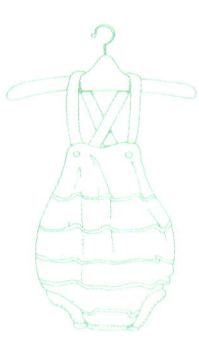

임신 ___주___일 _____년___월___일

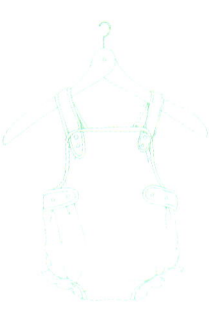

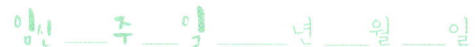

임신 ___주 ___일 ___년 ___월 ___일

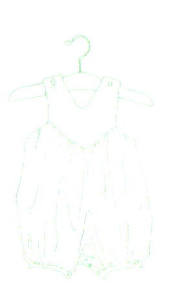

임신 ___주 ___일 ___년 ___월 ___일

임신 ___주 ___일 ___년 ___월 ___일

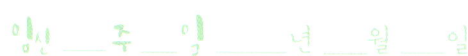 임신 주 일 년 월 일

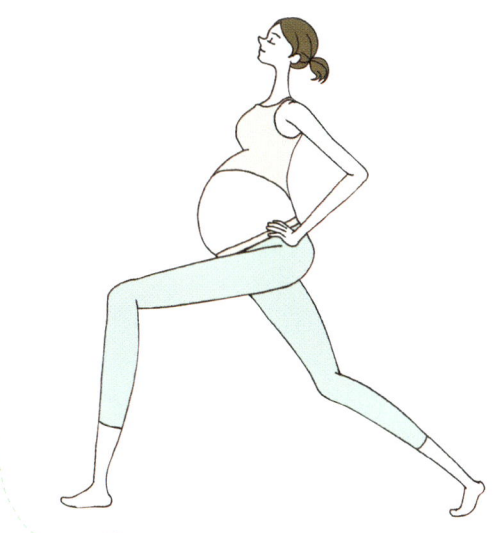

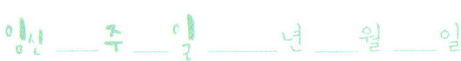

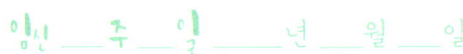

임신 ___주___일 _____년 ___월 ___일

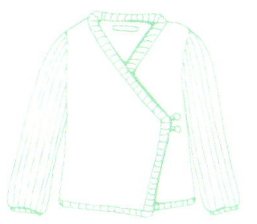

임신 ___주___일 _____년 ___월 ___일

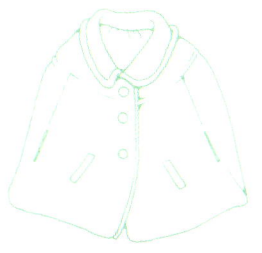

명신 __주 __일 ____년 __월 __일

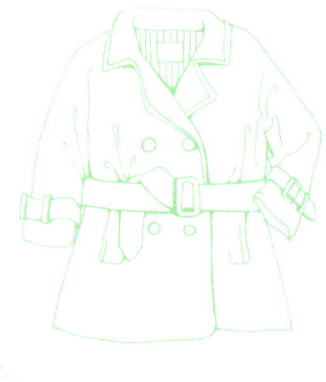

임신 ___주 ___일 _____년 ___월 ___일

임신 ___주 ___일 _____년 ___월 ___일

임신 ___주 ___일 _____년 ___월 ___일

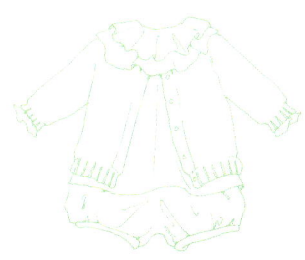

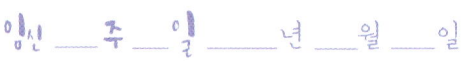 임신 ___주___일 _____년 ___월 ___일

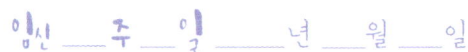 임신 ___주___일 _____년 ___월 ___일

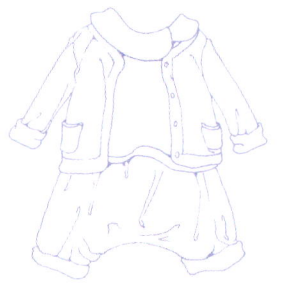

임신 ___주___일_____년 ___월 ___일

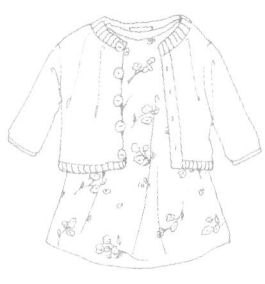

임신 ___주___일_____년 ___월 ___일

임신 ____ 주 ____ 일 _____ 년 ____ 월 ____ 일

임신 ____ 주 ____ 일 _____ 년 ____ 월 ____ 일

임신 ____ 주 ____ 일 _____ 년 ____ 월 ____ 일

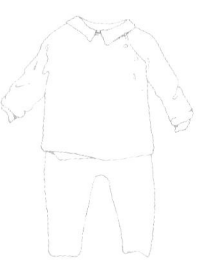

임신 ___주 ___일 ___년 ___월 ___일

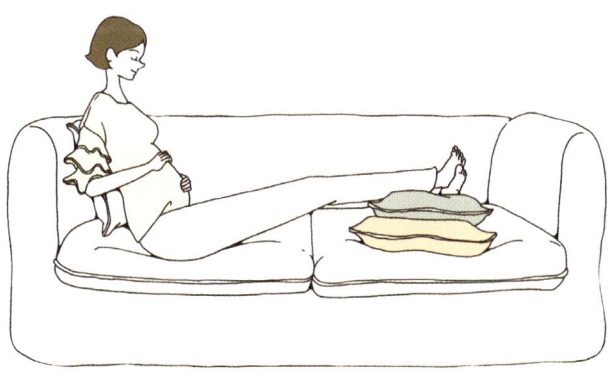

임신 ___주___일_____년 ___월 ___일

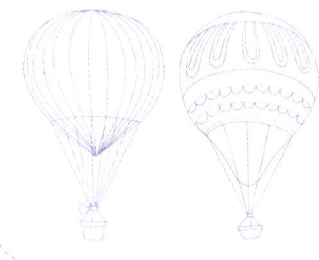

임신 ___주___일_____년 ___월 ___일

임신 ___ 주 ___ 일 _____ 년 ___ 월 ___ 일

임신 ___ 주 ___ 일 _____ 년 ___ 월 ___ 일

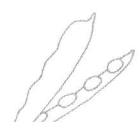

임신 ___주 ___일 _____년 ___월 ___일

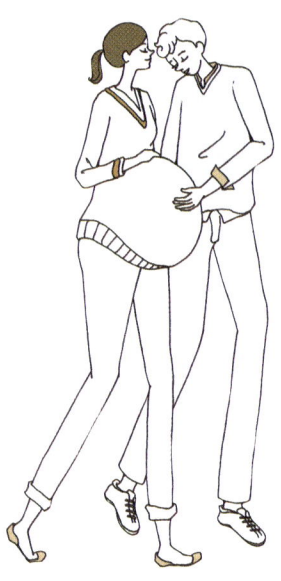

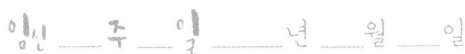

임신 ___주___일_____ ___년___월___일

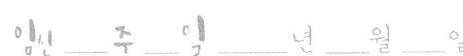

임신 ___주___일_____ ___년___월___일

임신 ___주___일_____ ___년___월___일

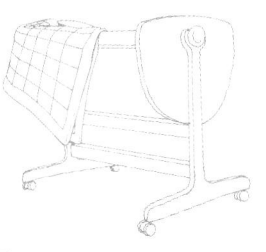

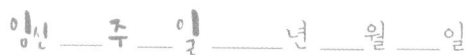

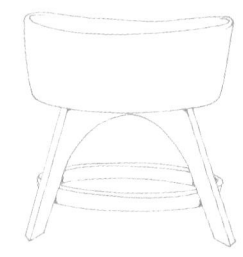

임신 ___주 ___일 _____년 ___월 ___일

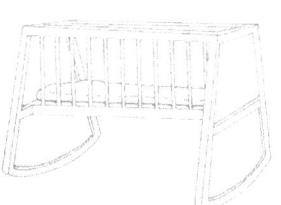

임신 ___주 ___일 _____년 ___월 ___일

임신 ___ 주 ___ 일 _____ 년 ___ 월 ___ 일

임신 ___ 주 ___ 일 _____ 년 ___ 월 ___ 일

임신 ___ 주 ___ 일 _____ 년 ___ 월 ___ 일

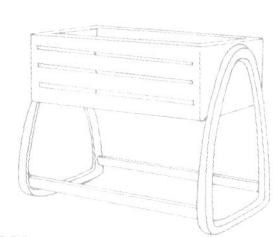

임신 ___주 ___일 ___년 ___월 ___일

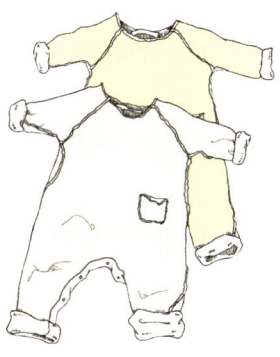

임신 ___주___일_____년___월___일

임신 ___주___일_____년___월___일

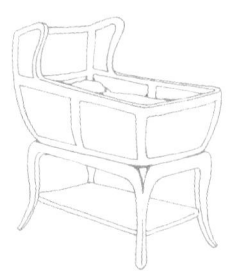

임신 ___ 주 ___ 일 _____ 년 ___ 월 ___ 일

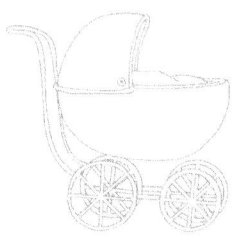

임신 ___ 주 ___ 일 _____ 년 ___ 월 ___ 일

임신 ___ 주 ___ 일 ___ 년 ___ 월 ___ 일

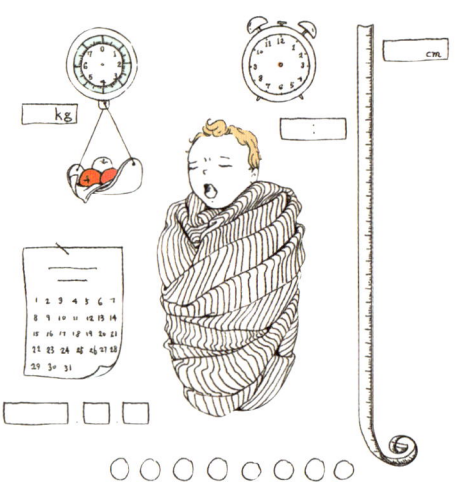

임신 ___주 ___일 _____년 ___월 ___일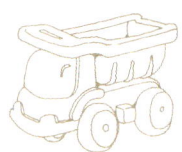

임신 ___주 ___일 _____년 ___월 ___일

임신 ___주 ___일 _____년 ___월 ___일

우리아기 태명

태명 :

태명의 의미 :

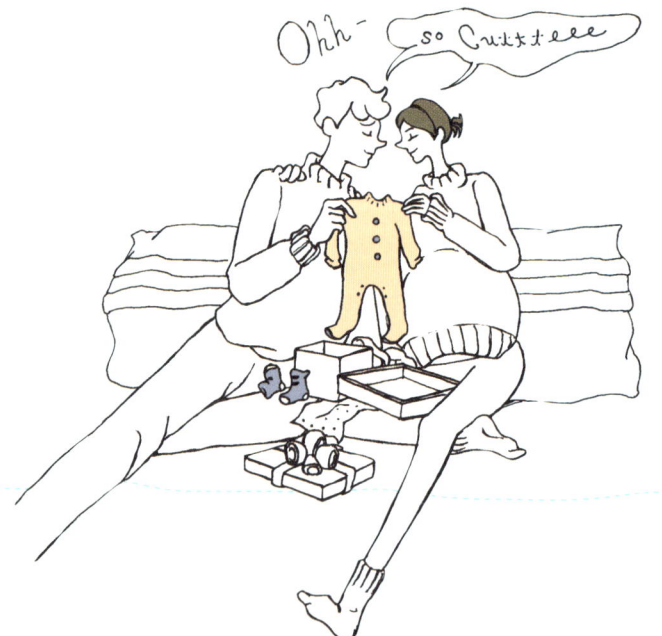

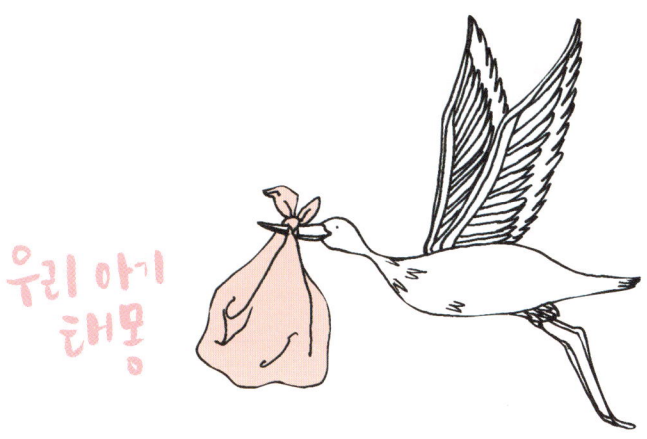

우리 아기 태몽

태몽을 꾼 날짜 :

태몽을 꾼 사람 :

태몽 이야기 :

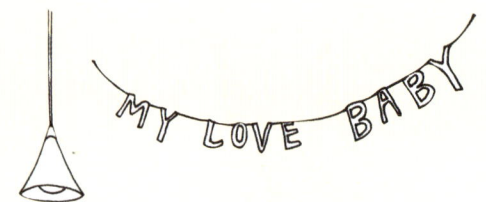

아기를 낳고 나면 하고 싶은것

1 :

2 :

3 :

4 :

5 :

6 :

7 :

8 :

9 :

10 :

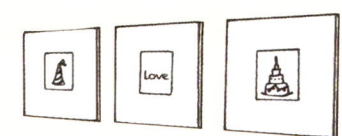
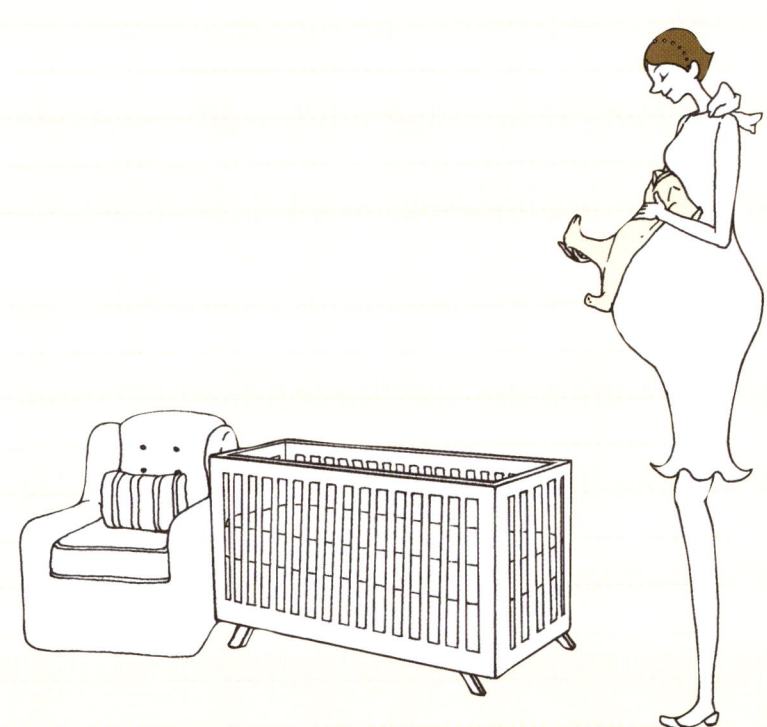

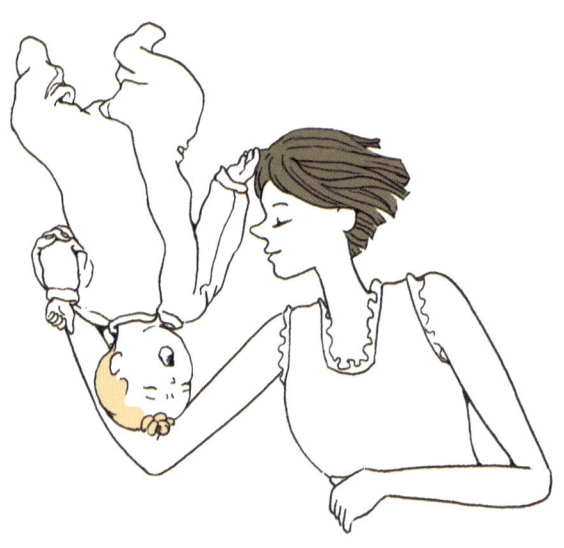

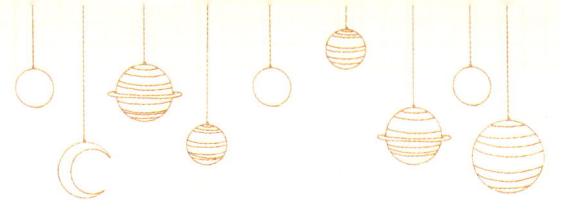

1:

2:

3:

4:

5:

6:

7:

8:

9:

10:

1 :

2 :

3 :

4 :

5 :

6 :

7 :

8 :

9 :

10 :

남편이 아기에게
꼭 해줬으면 하는 것

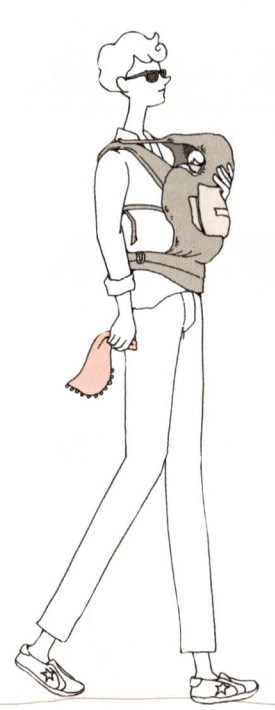

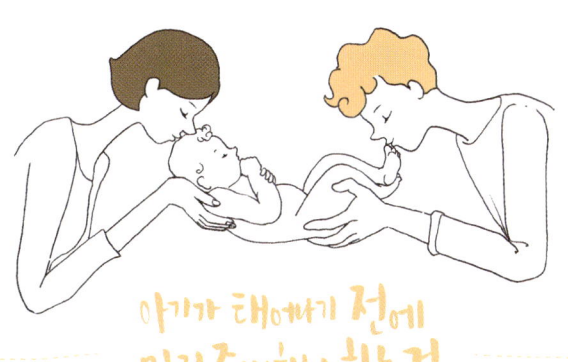

아기가 태어나기 전에 미리 준비해야 하는 것

1 :

2 :

3 :

4 :

5 :

6 :

7 :

8 :

9 :

10 :

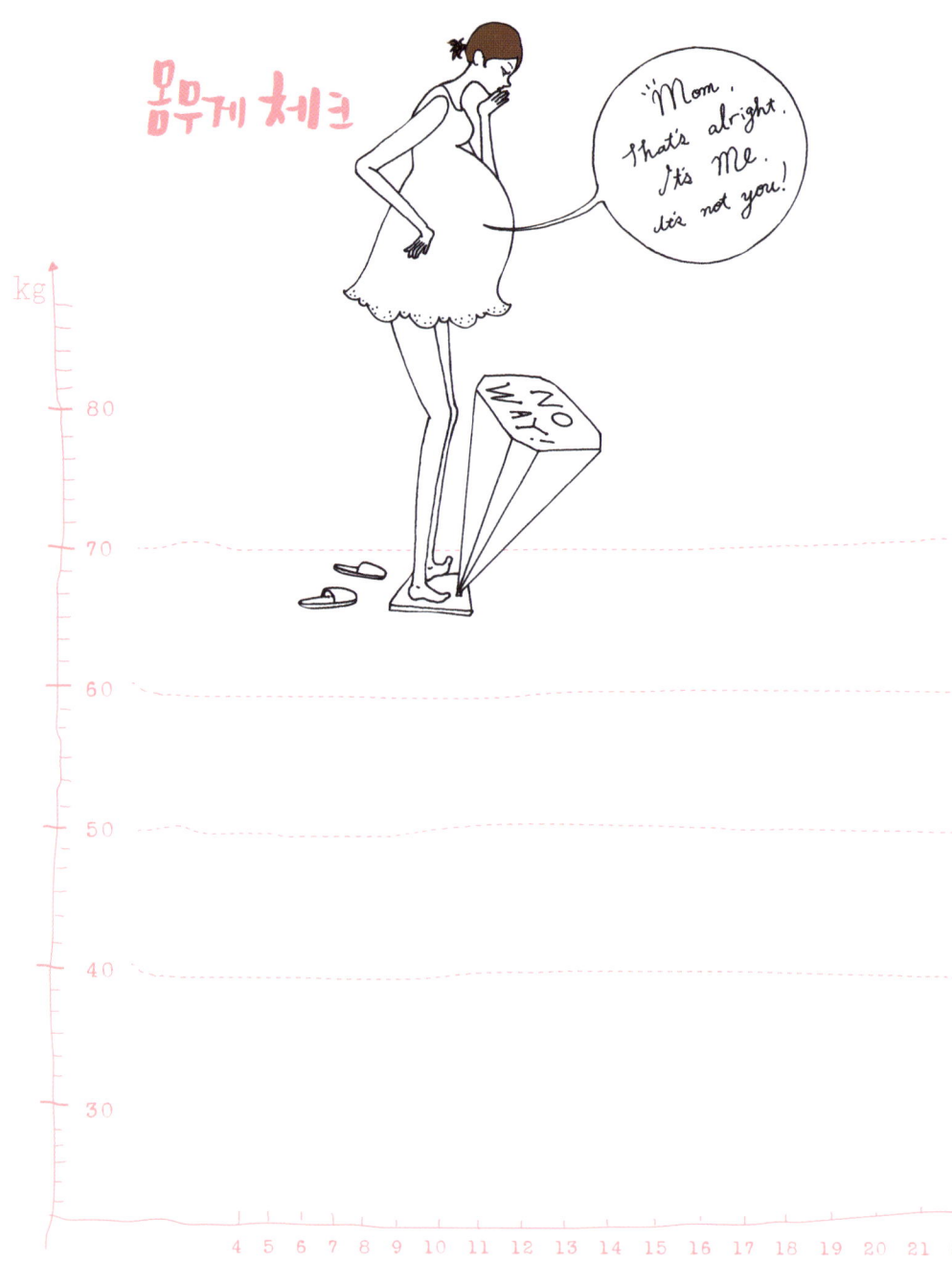

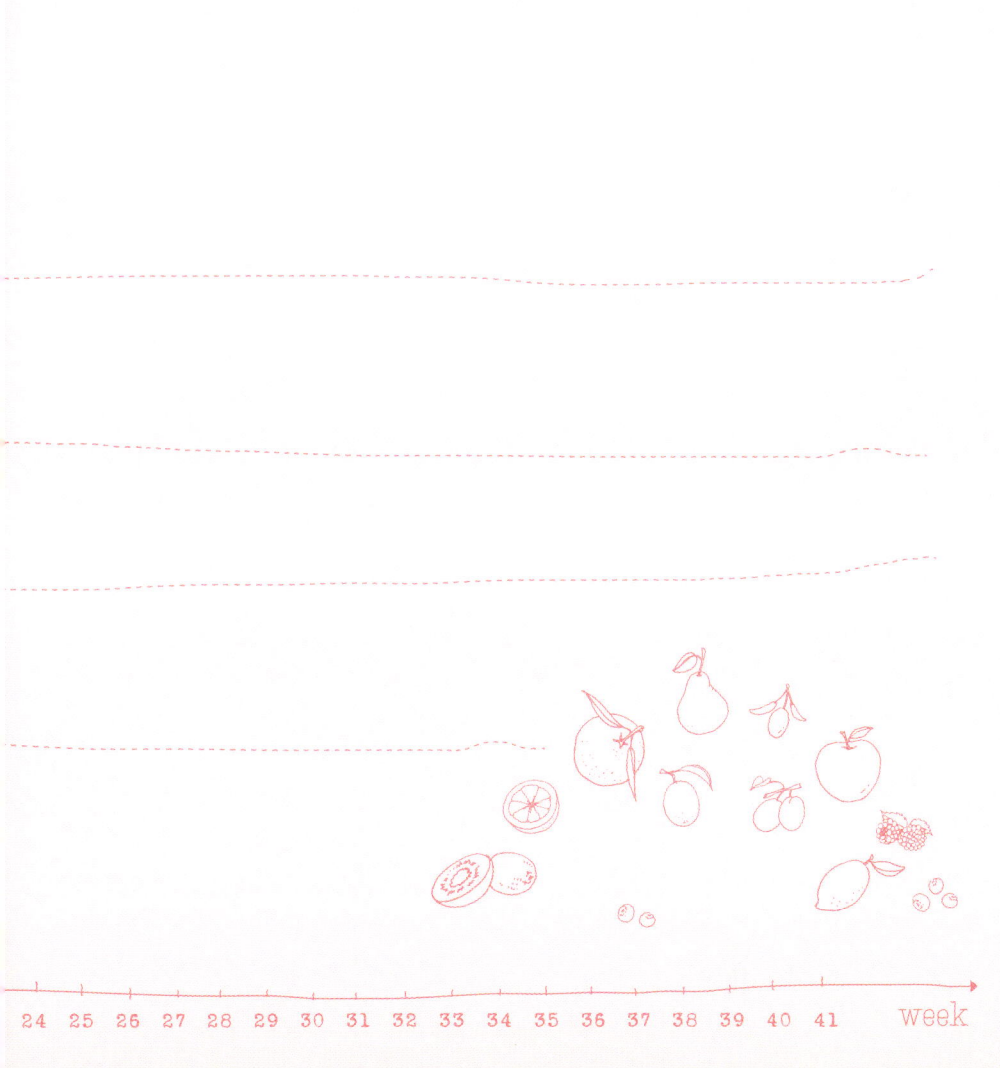

임산부 추천운동

초기(임신 14주까지) :
12주까지는 절대 안정 취하기, 이후 간단하게 걷기

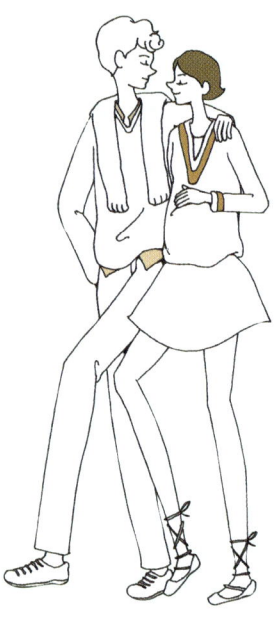

중기(임신 28주까지) :
요가, 수영, 걷기

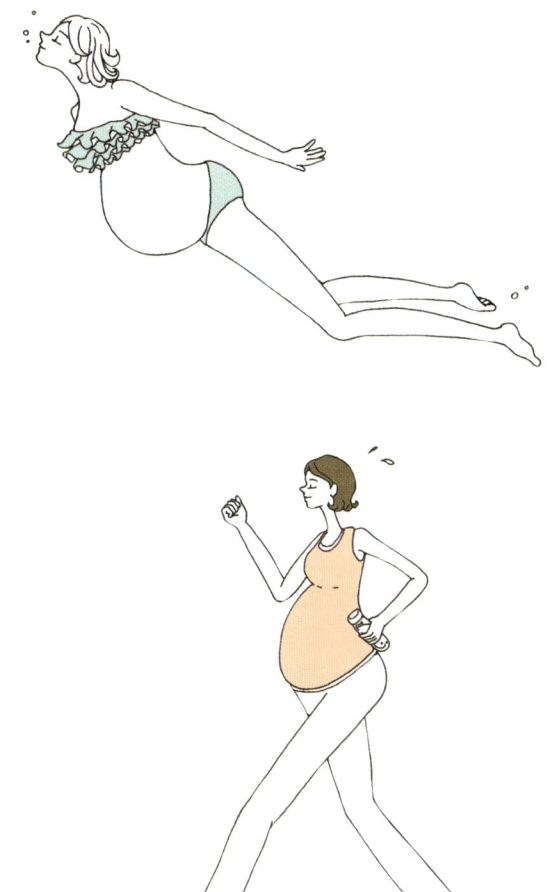

후기(임신 42주까지):
요가, 걷기

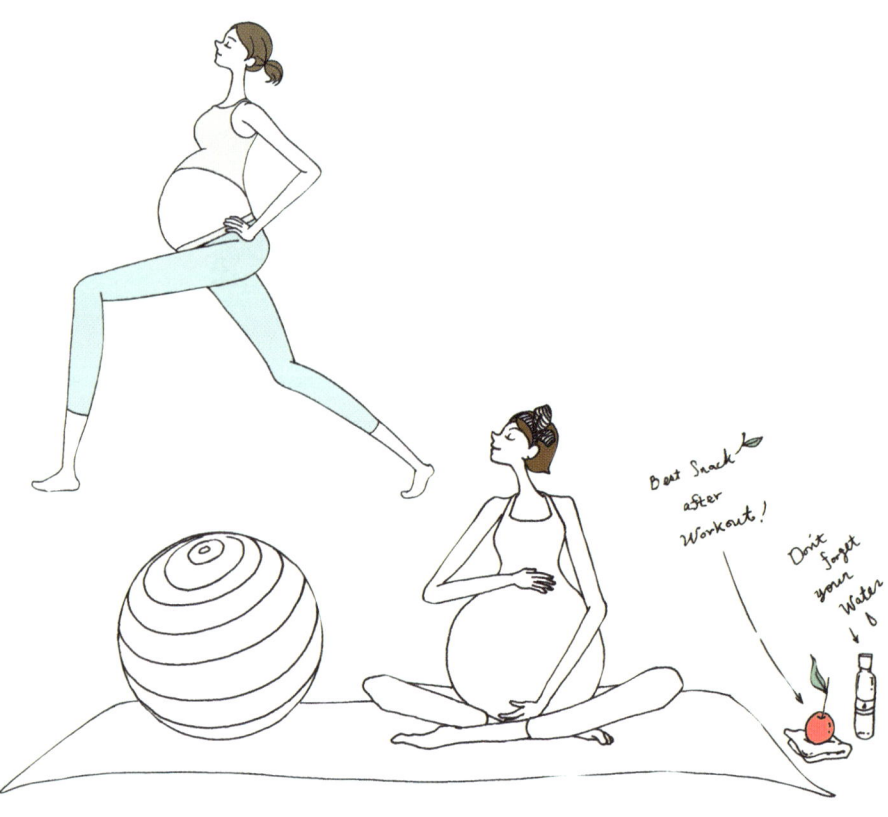

나의 운동
계획표

초기 :

중기 :

후기 :

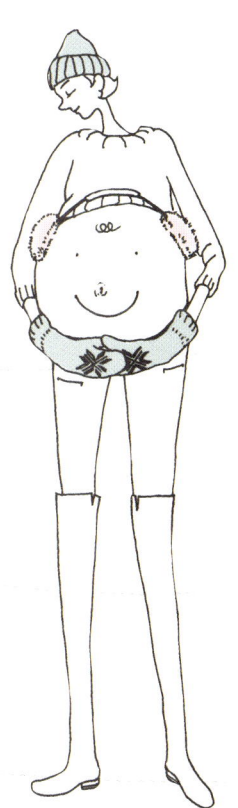

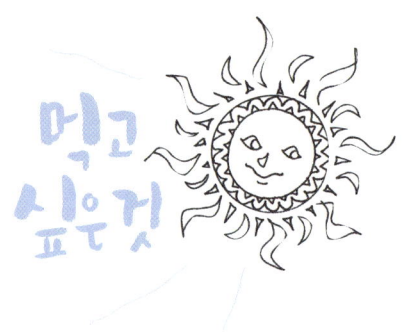

먹고
싶은것

1 :

2 :

3 :

4 :

5 :

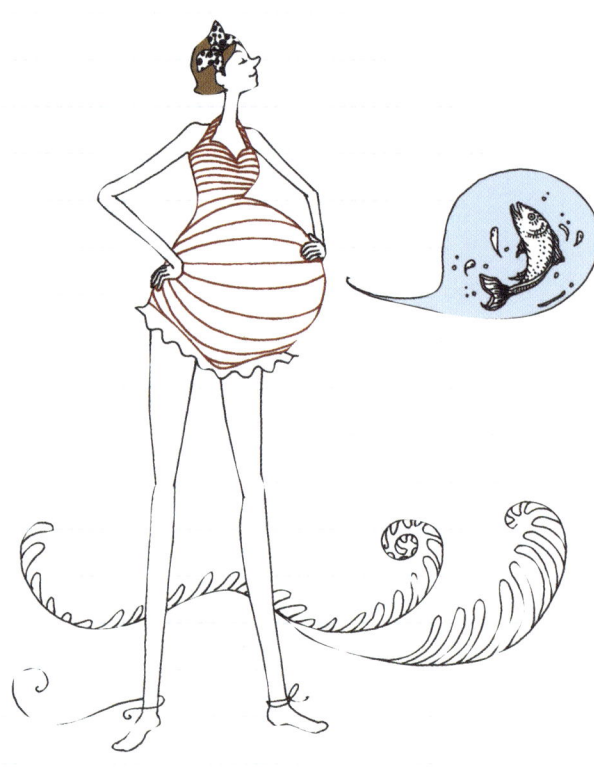

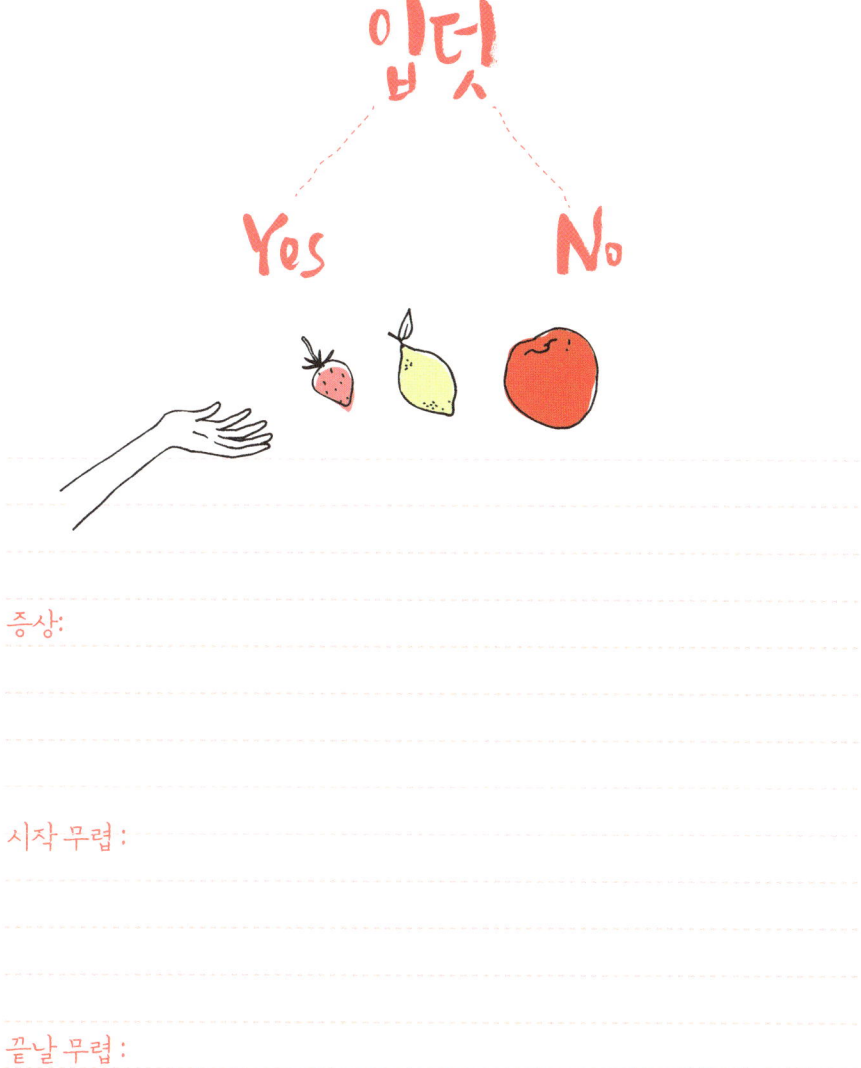

증상:

시작 무렵:

끝날 무렵:

여행지 :

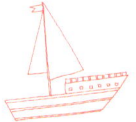

여행기간 :

비용 :

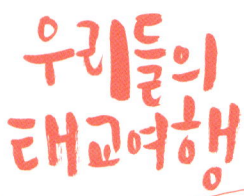

숙소:

준비물:

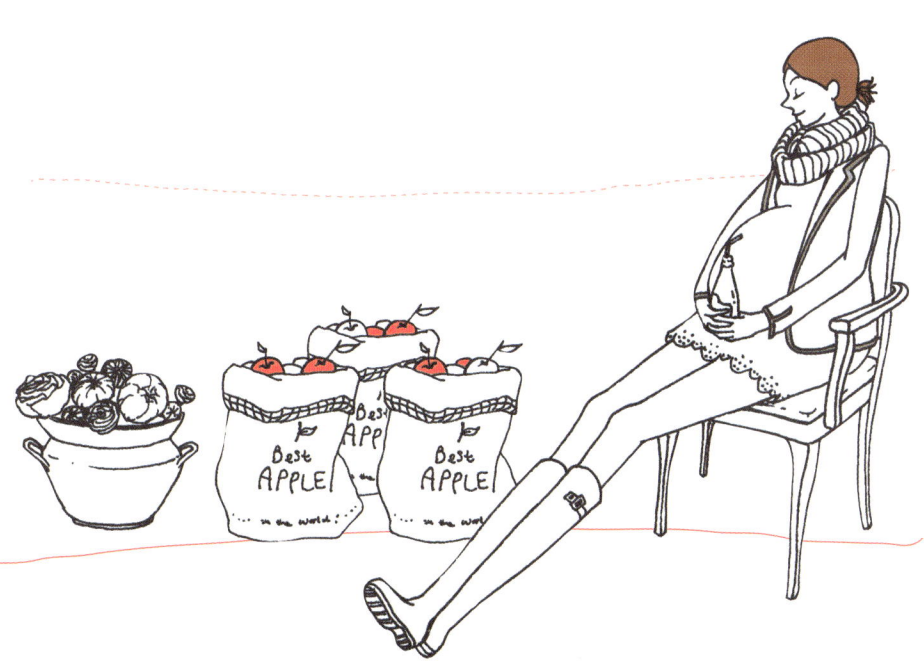

비행기

소요시간 :

주의사항 :

항공사의 임산부 혜택 체크 :

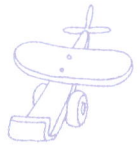

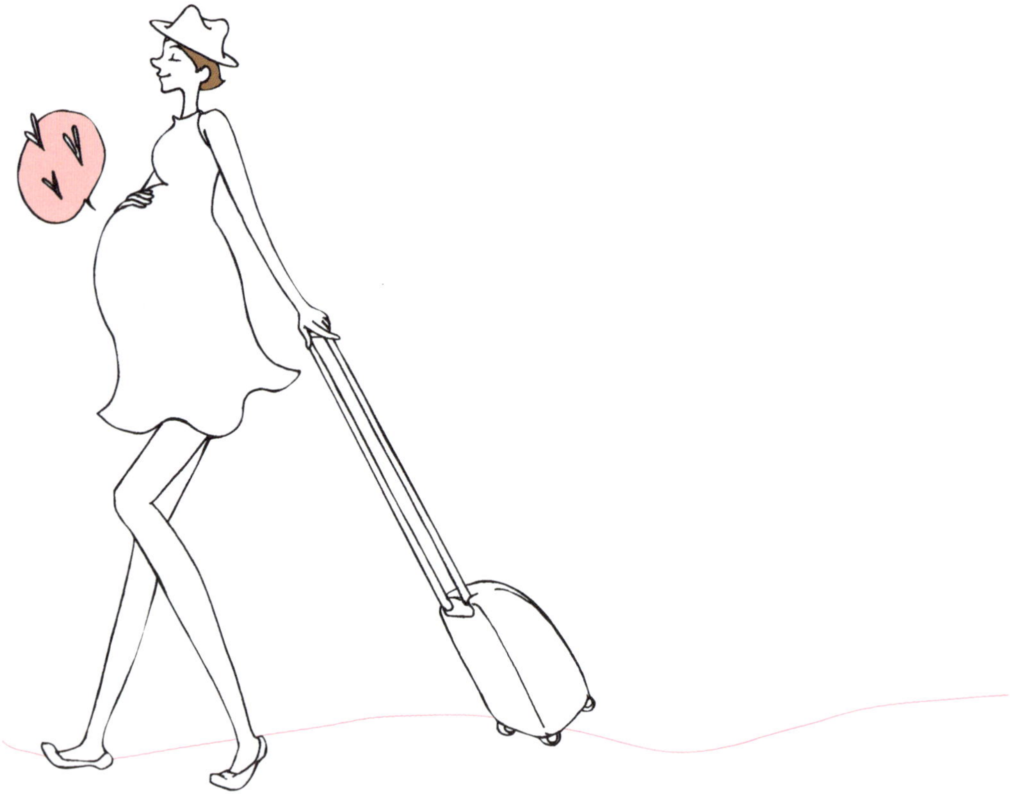

기차

소요시간 :

주의사항 :

자동차

소요시간 :

주의사항 :

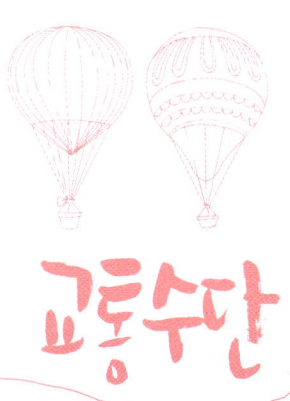

교통수단

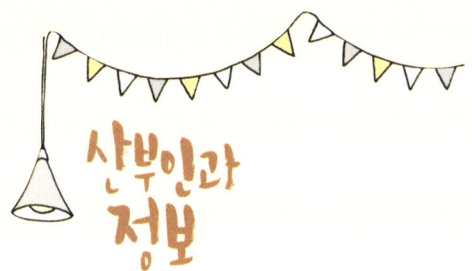

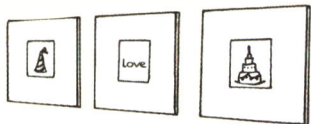

병원명 :

주소 :

전화번호 :

담당의 :

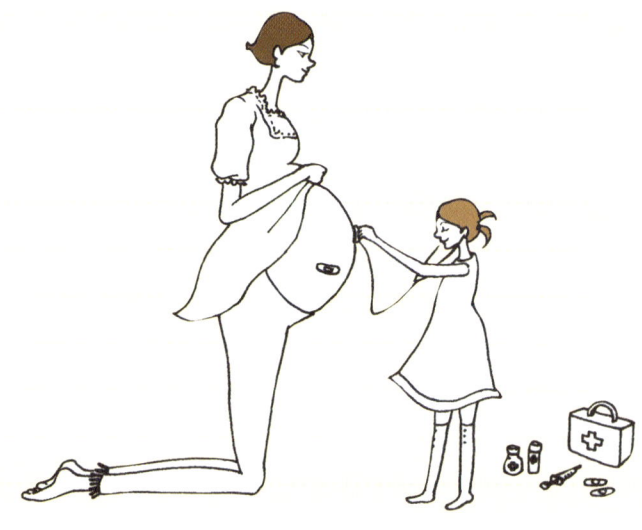

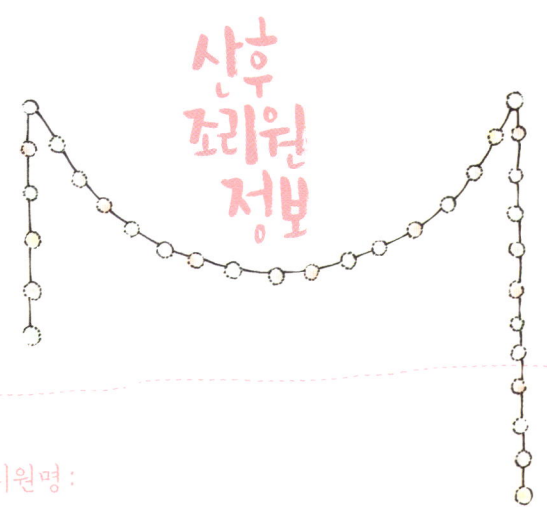

산후조리원 정보

산후조리원명 :

주소 :

연락처 :

총 비용 :

계약금 :

예약날짜 :

주의사항 :

조리원 입실 준비물 :

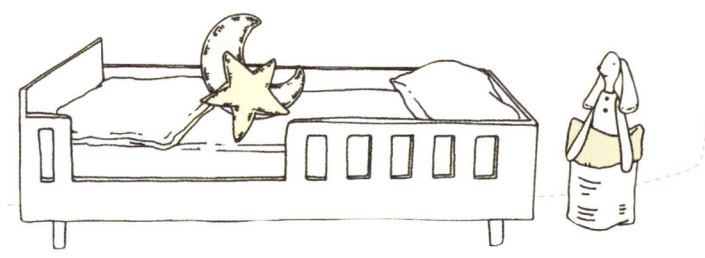

도움받을 이 :

기간 :

비용 :

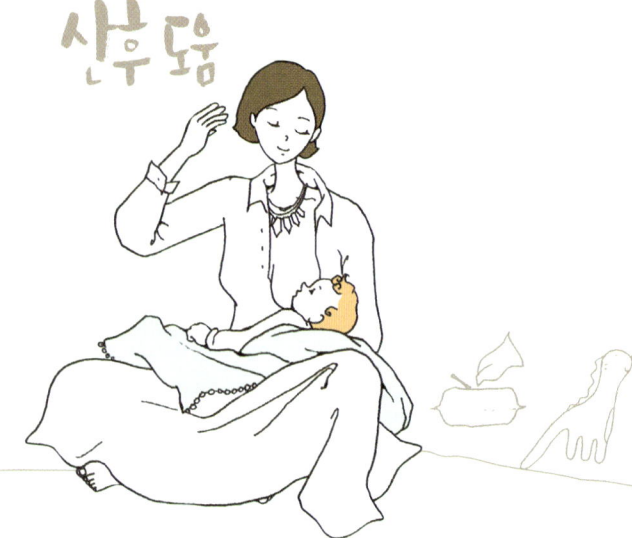

산후 도움

보험사 :

보험명 :

보험설계사 이름 및 연락처 :

보험계약일 :

보험료 :

보장기간 :

알아두어야 할 중요 보험내용 :

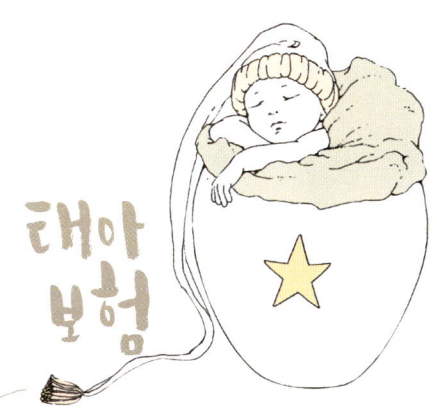

아기용품 쇼핑목록

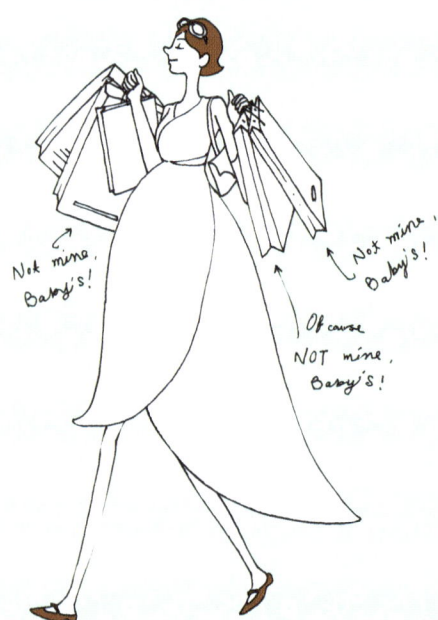
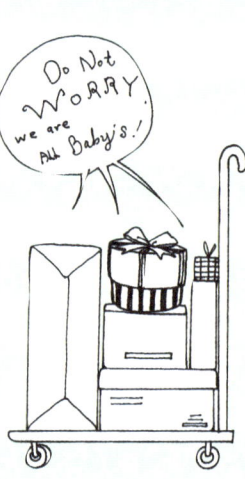

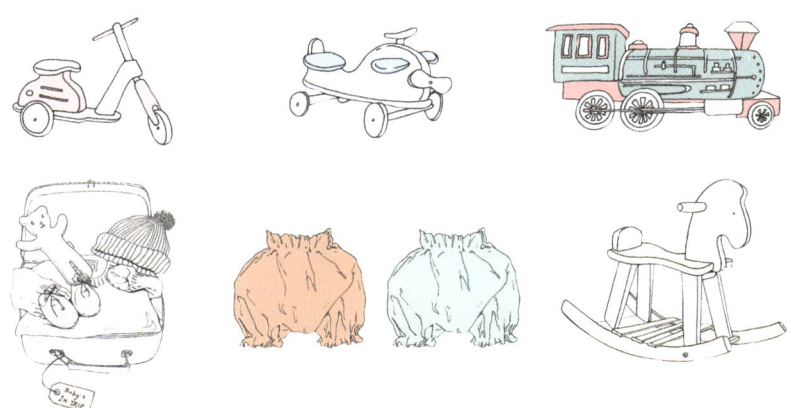
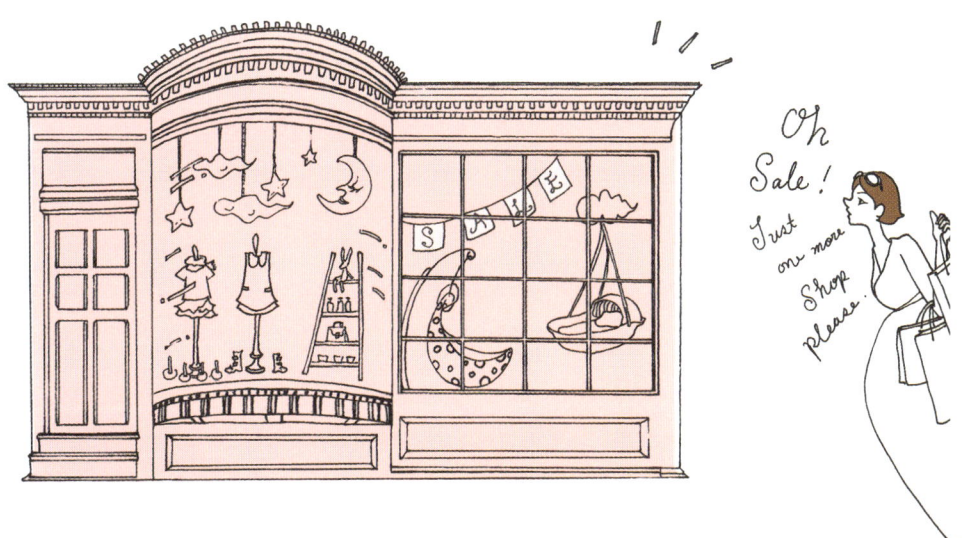

필요물품	수량	브랜드
배냇저고리		
속싸개		
겉싸개		
턱받이		
손싸개		
발싸개		
신생아 모자		
양말		
내의		
우주복		
실내복		
기저귀		
가제수건		
분유(비상용)		

금액	사기	선물받기	얻기

필요물품	수량	브랜드
휴대용 분유통		
체온계		
코흡입기		
손톱가위		
침대		
베개		
이불, 요		
방수요		
젖병		
노리개		
유축기		
유축팩		
소독기		
젖병 세척솔		

금액	사기	선물받기	연기

필요물품	수량	브랜드
소독집게		
젖병 세척제		
아기욕조		
목욕타월		
면봉		
물티슈		
오일, 로션		
바스, 샴푸		
아기띠		
유모차		
바운서		
모빌		
기저귀가방		
기타 필요용품		

금액	사기	선물받기	얻기

건강한
우리아기
모습들

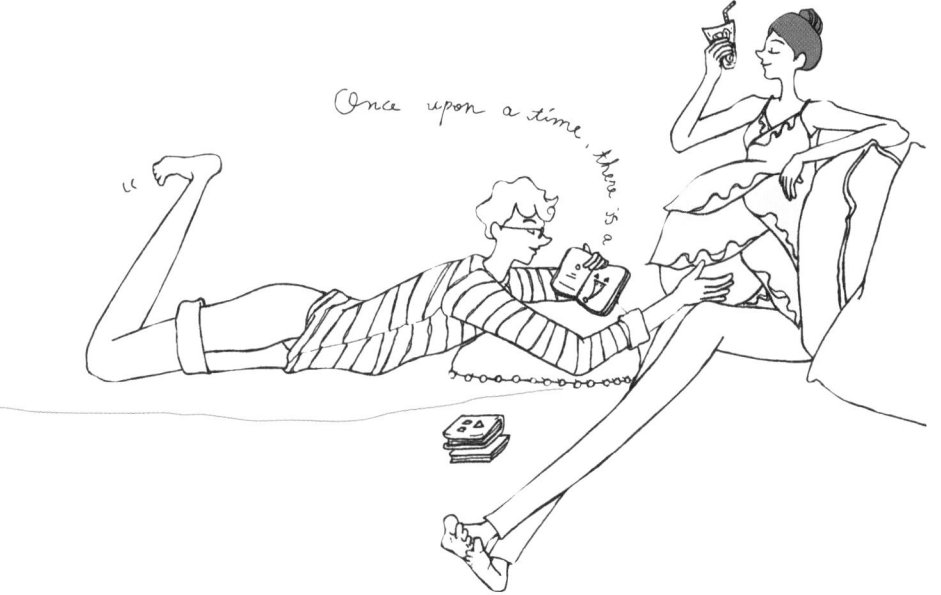

초음파 사진 붙이기

임신 ___주 ___일

병원방문일 :

태아 몸무게 :

태아 키 :

태아 발달상황 :

특별검사 :

의사선생님 코멘트 :

주의사항 :

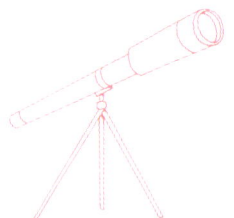

임신 ___주___일

병원방문일 :

태아 몸무게 :
태아 키 :
태아 발달상황 :

특별검사 :

의사선생님 코멘트 :
주의사항 :

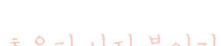
I Love my Mom and Dad !

초음파 사진 붙이기

임신 __주__일

병원방문일 :

태아 몸무게 :

태아 키 :

태아 발달상황 :

특별검사 :

의사선생님 코멘트 :

주의사항 :

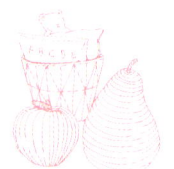

초음파 사진 붙이기

초음파 사진 붙이기

임신 ___주 ___일

병원방문일 :

태아 몸무게 :

태아 키 :

태아 발달상황 :

특별검사 :

의사선생님 코멘트 :

주의사항 :

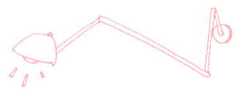

초음파 사진 붙이기

임신 ___ 주 ___ 일

병원방문일:

태아 몸무게:
태아 키:
태아 발달상황:

특별검사:

의사선생님 코멘트:
주의사항:

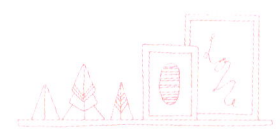

임신 ___주___일

병원방문일 :

태아 몸무게 :

태아 키 :

태아 발달상황 :

특별검사 :

의사선생님 코멘트 :

주의사항 :

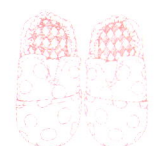

초음파 사진 붙이기

임신 ___주___일

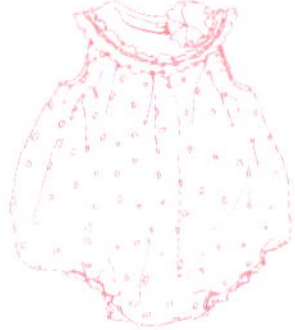

병원방문일 :

태아 몸무게 :

태아 키 :

태아 발달상황 :

특별검사 :

의사선생님 코멘트 :

주의사항 :

초음파 사진 붙이기

초음파 사진 붙이기

임신 ___ 주 ___ 일

병원방문일 :

태아 몸무게 :

태아 키 :

태아 발달상황 :

특별검사 :

의사선생님 코멘트 :

주의사항 :

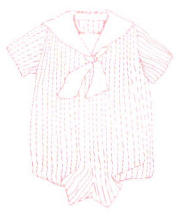

초음파 사진 붙이기

임신 ___주 ___일

병원방문일 :

태아 몸무게 :
태아 키 :
태아 발달상황 :

특별검사 :

의사선생님 코멘트 :
주의사항 :

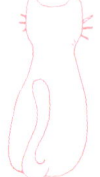

임신 ___ 주 ___ 일

병원방문일 :

태아 몸무게 :

태아 키 :

태아 발달상황 :

특별검사 :

의사선생님 코멘트 :

주의사항 :

초음파 사진 붙이기

임신 ___주 ___일

병원방문일 :

태아 몸무게 :

태아 키 :

태아 발달상황 :

특별검사 :

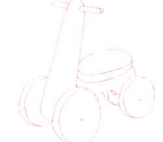

의사선생님 코멘트 :

주의사항 :

초음파 사진 붙이기

초음파 사진 붙이기

임신 ___ 주 ___ 일

병원방문일 :

태아 몸무게 :

태아 키 :

태아 발달상황 :

특별검사 :

의사선생님 코멘트 :

주의사항 :

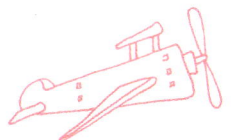

초음파 사진 붙이기

임신 ___주 ___일

병원방문일 :

태아 몸무게 :

태아 키 :

태아 발달상황 :

특별검사 :

의사선생님 코멘트 :

주의사항 :

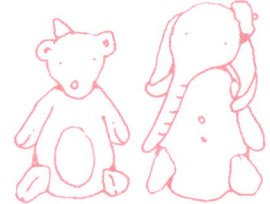

임신 ___주 ___일

병원방문일 :

태아 몸무게 :

태아 키 :

태아 발달상황 :

특별검사 :

의사선생님 코멘트 :

주의사항 :

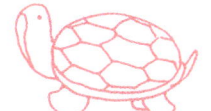

초음파 사진 붙이기

임신 ___주___일

병원방문일 :

태아 몸무게 :
태아 키 :
태아 발달상황 :

특별검사 :

의사선생님 코멘트 :
주의사항 :

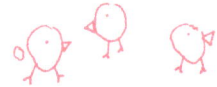

초음파 사진 붙이기

초음파 사진 붙이기

임신 __ 주 __ 일

병원방문일 :

태아 몸무게 :

태아 키 :

태아 발달상황 :

특별검사 :

의사선생님 코멘트 :

주의사항 :

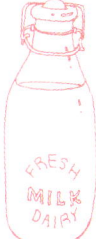

초음파 사진 붙이기

임신 ___주___일

병원방문일 :

태아 몸무게 :
태아 키 :
태아 발달상황 :

특별검사 :

의사선생님 코멘트 :
주의사항 :

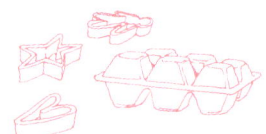

임신 ___주___일

병원방문일 :

태아 몸무게 :
태아 키 :
태아 발달상황 :

특별검사 :

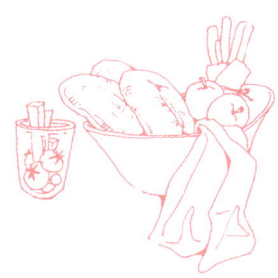

의사선생님 코멘트 :
주의사항 :

초음파 사진 붙이기

임신 ___주___일

병원방문일 :

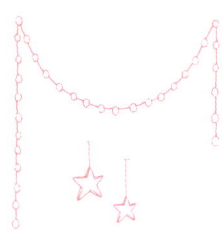

태아 몸무게 :

태아 키 :

태아 발달상황 :

특별검사 :

의사선생님 코멘트 :

주의사항 :

초음파 사진 붙이기

초음파 사진 붙이기

임신 ___주___일

병원방문일 :

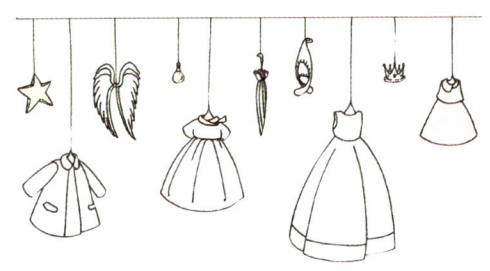

태아 몸무게 :
태아 키 :
태아 발달상황 :

특별검사 :

의사선생님 코멘트 :
주의사항 :

우리아기
탄생

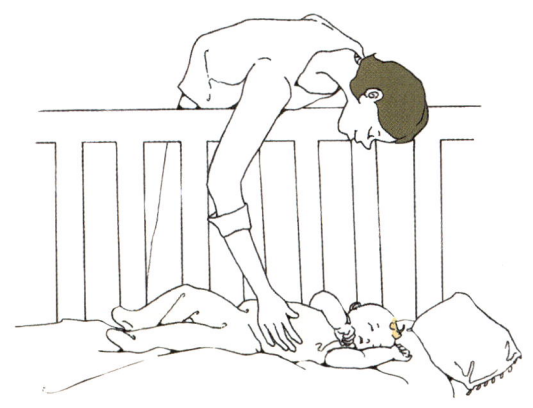

날짜

시간

몸무게

메모

그림 황진
일러스트숍 진에이치 대표

20대에는 영국의 작은 동화책 회사에서 일러스트 작가로 그림을 그렸다. 아트페어를 비롯한 국내외 크고 작은 전시에 참가하였으며, 현재는 프리랜서 작가로 활동하며 '진에이치'라는 아트숍을 운영 중이다. 4살이 된 아들과 '핀퍼니처' 가구숍을 운영하는 남편과 함께 대구에서 살고 있다.
저서로는 행복한 엄마를 위한 태교 컬러링북 『디어 베이비』가 있다.

태교노트

1판 1쇄 발행 2015년 8월 10일
1판 4쇄 발행 2019년 4월 18일

지은이 황진
펴낸이 고병욱

기획편집실장 김성수 **책임편집** 양춘미 **기획편집** 이새봄 김소정
마케팅 이일권 송만석 현나래 김재욱 김은지 이애주 오정민 **디자인** 공희 진미나 백은주
외서기획 엄정빈 **제작** 김기창 **관리** 주동은 조재언 **총무** 문준기 노재경 송민진 우근영

펴낸곳 청림출판(주)
등록 제1989-000026호

본사 06048 서울시 강남구 도산대로 38길 11 청림출판(주) (논현동 63)
제2사옥 10881 경기도 파주시 회동길 173 청림아트스페이스 (문발동 518-6)
전화 02-546-4341 **팩스** 02-546-8053
홈페이지 www.chungrim.com **이메일** life@chungrim.com
블로그 blog.naver.com/chungrimlife **페이스북** www.facebook.com/chungrimlife

ⓒ 황진, 2015

디자인 형태와내용사이

ISBN 978-89-97195-69-5 (14590)

※ 이 책은 저작권법에 따라 보호를 받는 저작물이므로 무단 전재와 무단 복제를 금합니다.
※ 책값은 뒤표지에 있습니다. 잘못된 책은 구입하신 서점에서 바꾸어 드립니다.
※ 청림Life는 청림출판(주)의 논픽션·실용도서 전문 브랜드입니다.
※ 이 도서의 국립중앙도서관 출판예정도서목록(CIP)은 서지정보유통지원시스템 홈페이지(http://seoji.nl.go.kr)와
　국가자료공동목록시스템(http://www.nl.go.kr/kolisnet)에서 이용하실 수 있습니다. (CIP제어번호:CIP2015020133)